文普
化华

PUHUA BOOKS

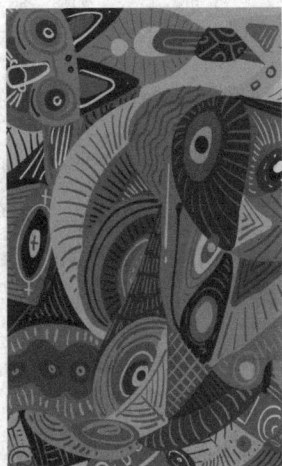

认知行为疗法
咨询方案
7大心理问题

郭召良◎著

人民邮电出版社

北　京

图书在版编目（CIP）数据

认知行为疗法咨询方案：7大心理问题 / 郭召良著
. -- 北京：人民邮电出版社，2021.3
ISBN 978-7-115-55988-3

Ⅰ. ①认… Ⅱ. ①郭… Ⅲ. ①认知—行为疗法 Ⅳ.
①R749.055

中国版本图书馆CIP数据核字(2021)第028304号

内 容 提 要

酗酒、游戏成瘾、拖延、失眠、孩子厌学、夫妻关系等一直是心理咨询中常见的咨询问题。许多心理咨询师面对这些问题还是会有咨询方式与策略的困惑，对此本书设计了可操作的咨询方案。

每套咨询方案都包括心理问题的表现和评估诊断方法，并且详细讲述了如何从认知行为疗法的角度介绍心理问题的成因和心理咨询干预的原理，如何明确心理问题的咨询目标和咨询计划，以及解决各种心理问题时会用到的特殊技术等方面的具体实践。本书涉及的7大心理问题包含成瘾、失眠、拖延、考试焦虑、厌学、夫妻关系问题和亲子教育问题。

希望本书能够帮助各位心理咨询师、认知行为疗法的学习者和爱好者以及有心理自助需求的朋友针对具体的心理问题设计出科学的治疗方案，有效解决具体的心理问题。

◆　　著　　郭召良
　　责任编辑　姜　珊
　　责任印制　杨林杰

◆人民邮电出版社出版发行　　北京市丰台区成寿寺路11号
　　邮编 100164　　电子邮件 315@ptpress.com.cn
　　网址 https://www.ptpress.com.cn
涿州市般润文化传播有限公司印刷

◆开本：700×1000　1/16
　　印张：16　　　　　　　　　　2021年3月第1版
　　字数：300千字　　　　　　　2025年6月河北第24次印刷

定　价：79.00元

读者服务热线：（010）81055656　印装质量热线：（010）81055316
反盗版热线：（010）81055315

自 20 世纪 20 年代起，在欧美国家的临床心理学领域，先后出现了精分、行为、人本、认知等心理治疗理论和方法。

20 世纪 70 年代后，将认知疗法与行为疗法有机整合在一起的认知行为疗法，因其科学实证、短程高效和结构清晰而被广泛认可，逐渐成为心理咨询与治疗的主流方法。

近三十年来，已有学者将认知行为疗法引入中国，但大多是译作和简单应用，很少有人做系统而全面的研究。

我的学生郭召良博士，对认知行为疗法情有独钟。他经过多年潜心研究和临床应用，收获颇丰。特别是在认知行为疗法的推广与普及方面，他也做出了令人瞩目的成绩。

这套"认知行为疗法心理咨询师实践必读丛书"，就是召良多年心血的结晶。

该系列图书系统全面地介绍了认知行为疗法的基本理论、技术方法、心理问题解决方案以及咨询技能培训可能遇到的各种问题。

熔理论与实践于一炉，铸科学性与实用性为一体，具有很强的可操作性，是该系列图书的重要特色。

作为召良读博士时的导师，我愿负责任地将这套书推荐给广大心理咨询师和心理咨询爱好者。

长江后浪推前浪，一代更比一代强！

我为弟子骄傲，我为召良点赞！

郑日昌

中国心理卫生协会常务理事

北京高校心理咨询研究会理事长

认知行为疗法作为在国内比较普及的心理治疗方法，其实用性已在多年的推广中得到证实。郭召良老师多年来一直奋战在推广前线，今年他将自己对认知行为疗法的理论认识的解读与多年的实践相结合，打造了这套"认知行为疗法心理咨询师实践必读丛书"。这套书最大的特点就是集理论与实践于一体，细致拆分每个知识点，并配上个案实践过程，这种讲解方法对认知行为疗法的学习者很有益处。

许燕

中国社会心理学会前任会长

北师大心理学部博士生导师

　　我们已经迈入 21 世纪 20 年代，随着我国经济的不断发展，人们手中掌握的财富逐步增加，大家对心理咨询和心理健康的兴趣越来越大。许多人都希望通过学习心理学知识，提升自己的生活品质，并帮助家人获得幸福，助力社会更加和谐。

　　心理咨询流派和疗法众多，令人眼花缭乱，对于初学者而言，往往不知从何着手。许多心理咨询疗法在国内都有介绍，不仅有图书出版物，也有培训课程。在阅读图书和参加培训课程的人中，不仅有专业的咨询师，也有心理学爱好者，更有存在心理困惑、希望从中得到解决方法的自助者。

　　在众多心理咨询疗法中，认知行为疗法（Cognitive Behavior Therapy，CBT）是目前国际心理学界主流的心理咨询疗法，是众多心理问题和心理疾病的首选治疗方法，在欧美等国家被广泛推广与应用。

　　认知行为疗法主要因其科学实证、短程高效和结构化而被认可和接受。和其他心理疗法相比，认知行为疗法能够治愈绝大多数心理疾病，并已经得到科学验证，尤其是研究发现，认知行为疗法在治疗抑郁障碍和焦虑障碍等方面有着很高的治愈率，在预防复发方面也有其优势。而其他一些心理疗法往往只能报告成功个案，缺少大量研究报告支持其疗法的有效性。

　　认知行为疗法的科学实证还表现在它的理论观点和技术方法是以心理学知识为基础发展起来的。相比而言，有些心理咨询疗法缺少心理学理论和技术的支撑。从这个角度讲，认知行为疗法是一种科学的心理咨询疗法。

　　相当多的心理咨询疗法，是创始人根据自己多年的实践经验总结出来的，与心理学知识之间并没有直接联系。这些研究者提出一些奇怪的名词术语，姑且不论这些疗法是否有效、有用，仅这些名词术语就已经增加了学习者和患者理解的难度。相比而言，认知行为疗法的理论观点和技术方法便于在生活中实践，概念术语也容易理解，因此容易被大家所接受。

短程高效是认知行为疗法的重要优势之一。认知行为疗法强调对症治疗，会针对患者存在的症状去规划治疗方案，安排咨询会谈。这样的会谈就非常有效率，普通的抑郁症、焦虑症、强迫症、恐惧症等心理问题经过十几次会谈一般就能得到解决。

相比其他一些疗法过多强调陪伴，而对心理咨询过程缺少规划，认知行为疗法是非常结构化的，它更关注明确的咨询问题和具体的咨询目标，有清晰的咨询计划。认知行为疗法从诊断患者问题开始，然后确定咨询目标，制订咨询计划，规划整个咨询进程。

结构化也就意味着标准化，它规范了心理咨询的各个阶段和环节。心理咨询机构可以制定各环节的规范和质量标准，对心理咨询进行质量管理，让心理咨询变得更加标准化。如果没有结构化优势，要把心理咨询过程规范化和标准化是不可想象的。

无论你是心理咨询师，还是心理学爱好者，如果你只想学习一种疗法，或者先学习某种疗法再学习其他疗法，我的建议就是先学习认知行为疗法。我从本科到博士都是主攻心理学专业的，博士阶段的研究方向就是心理咨询和心理测评，学习期间对心理咨询的各个流派有了一定的了解，比较各种疗法后我开始对这种短程高效的心理疗法产生兴趣。我发现欧美等国家的主流心理咨询疗法就是认知行为疗法，又鉴于国内比较多的心理咨询培训是精神分析方向的，对认知行为疗法的推广甚少，因此我选择了认知行为疗法作为研究、培训和实务的主要方向。

有些人学习某个疗法后会发现自己不能完全解决患者的问题，便去学习其他疗法，希望通过学习更多的疗法来武装自己。其结果就是，习得的心理咨询流派技术往往是零散的、不成系统的，这个学派了解一些，那个流派学习一些。这些人所学的理论和技术往往是杂糅的，应用时没有规划，咨询质量得不到保障，还美其名曰"折中"或"整合"。其实就像一堆砖头，没有系统、没有结构，就不能盖成一栋房子。这类咨询师遇到具体咨询个案的时候，想用什么就用什么，并且在多数时候回避自己解决不了的问题。

实际上，这不是因为他们学习的疗法不够多，而是因为这些疗法不够系统，以及其所受的训练不完整。造成这种局面的原因是很多心理咨询培训不够系统全面，心理咨询类图书也不够系统全面，学习者自然难以提升自己的实战能力。

要解决这个问题，**我们需要系统的出版物和系统的培训课程。**

目前，国内也陆续出版了一些认知行为疗法的相关图书，但主要是国外的译作。对于已经出版的图书而言（包括其他疗法的图书），它们的主要问题是，不同认知行为疗法专家的观点不同，所使用的概念术语差异很大。相同的内容，不同的研究者使用的词汇或概念可能有所不同，这就给读者带来了理解上的困难，妨碍了其进一步应用。此外，想加深学习的读者也难以只关注一位研究者，因为很多研究者往往针对认知行为疗法只出版一本专著，读者想进一步学习其理论与观点，却发现没有更多的书可读。

为了解决心理咨询师系统培训的问题，出版一本书是不够的，需要出版一套书，这样才可以解决心理疗法培训系统性问题和图书之间概念术语差异的问题。基于这样的思考，我撰写了"认知行为疗法心理咨询师实践必读丛书"，全面系统地介绍了认知行为疗法的基本理论、技术方法、心理问题解决方案、咨询技能培训的方方面面。心理咨询师可以系统学习认知行为疗法的理论知识和实务技能，心理咨询爱好者也可以选择自己感兴趣的内容阅读，满足对心理咨询的好奇心并解决自己的困扰。

心理咨询行业流行"江湖派"和"学院派"的划分，这样的称呼不过是肯定自己和否定对手的标签战术。当我们说对方是"学院派"，给对方贴上"学院派"的标签，表面上我们的意思是指对方空有理论缺乏实践，但我们实际上是想表明自己具有丰富的实战经验；当我们说对方是"江湖派"，给对方贴上"江湖派"标签的时候，表面上我们的意思是对方缺乏理论修养，实际上我们是想表明自己的理论素养足够丰富。你可以发现，当我们贬低别人的时候，我们其实对别人没有什么兴趣，只是想通过贬低他们来肯定自己。

如果从正面来解读"学院派"和"江湖派"，他们各有优势："学院派"

具有理论素养的优势，"江湖派"具有实践经验的优势。作为一位合格的心理咨询师，既要有实践经验也要有理论素养，二者都不可偏废。咨询师在累积丰富实践经验的同时，也要加强理论学习。行走"江湖"的人也要能登大雅之堂，而从事理论研究的人也要通过积累实践经验来滋养理论研究，否则难有突破。

那我是什么派呢？我把自己定位为"学者行走江湖派"。

学者必须要有研究，我在这套书中给大家介绍了自己多年来在认知行为疗法领域的研究心得。在一些人眼中，认知行为疗法是"治标不治本"的，其实认知行为疗法是"治标又治本"的。在这套书中，我从认知行为疗法的角度分析了心理问题的成因，这个成因既有当下的直接原因，也有源于童年的深层原因。认知行为疗法不仅仅关注当下的具体问题，它还可以深入，回到个人成长的过去，探究现在与过去之间的联结。

"行走江湖"必须要有实践，接待来访者只是心理咨询实践的一小部分。作为咨询师，我们能接待的人数是有限的，因我们的咨询而受益的人数也是有限的。我们不仅要自己能做咨询，还要让更多的心理咨询师能做咨询，以便他们可以帮助更多人。

为了实现这样的目标，我自 2015 年起在全国 20 多个城市巡回开展认知行为疗法的培训工作，经过这几年的努力，认知行为疗法已被更多人了解、喜欢和使用。我还将把培训继续开展下去。

"认知行为疗法心理咨询师实践必读丛书"的出版是昭良心理努力工作成果的一部分。

为了培养更多认知行为疗法取向的心理咨询师，我将在本丛书出版的基础上开设有关认知行为疗法的网络学习课程，并逐步提供更多见习、实习和进修提升的机会。我们还将推出认知行为治疗师的注册和认知行为治疗师评级项目，建设认知行为治疗师的培养、评定和认证体系。你可以关注微信公众号 CBTmaster，获取最新信息，了解相关进展。

在此基础上，我们将在全国建立以认知行为疗法为技术核心、以昭良心理为品牌的心理咨询连锁机构。在这里，我们欢迎经过认知行为治疗师系统培训的心理咨询师加入我们，成为认知行为疗法大家庭中的一员，共同推动心理咨询在我国的普及和提升。在这里，我们也欢迎有着心理困扰并希望生活更加幸福快乐的朋友，我们将以正规的、可信赖的理念为你提供高质量的心理健康服务。

让我们共同努力创造健康人生！

郭召良

2020 年 2 月于北京

目录

　　虽然学习了认知行为疗法的理论知识与实操技术，遇到具体的心理问题或心理障碍时，许多心理咨询师还是不知道该怎样去解决，便请教督导老师自己需要用什么技术。其实认知行为疗法有严格的评估和咨询规范：在对患者的心理问题进行评估的基础上，制订心理咨询计划，然后按照计划开展心理咨询。任何一个心理问题都不是简简单单应用几个技术就能解决的，解决患者的心理问题需要一套方案。

　　这套方案需要包括**心理问题的临床表现和评估诊断方法**，需要从认知行为疗法的角度介绍**心理障碍的成因**和**心理咨询干预的原理**，明确**心理问题的咨询目标和咨询计划**，有时候还需要用到一些特殊的技术。

　　许多有心理问题的求助者，都希望找到某种心理咨询方法帮助自己，希望知道认知行为疗法能怎样帮助自己解决问题，他们也需要这样一套包含心理诊断、心理成因、咨询原理、咨询目标和计划在内的方案。

　　本书就是为了满足心理咨询师的需求以及有心理困惑的求助者而撰写的。

　　针对每个心理问题，本书都从咨询实务的角度介绍了大家关心的五个方面的内容。

　　1. 表现与诊断：介绍心理问题的具体表现和诊断标准，结合诊断标准对临床个案进行分析，帮助读者学习对心理问题进行评估的方法。

　　2. CBT 解释：患者经常希望了解自己为什么会有这样的心理问题，这里给出了认知行为疗法对心理问题成因的解释，方便咨询师向患者说明其心理问题的原因。

3. 治疗原理：说明咨询师制订这样的咨询计划和咨询方案的原因，说明认知行为疗法的治疗原理。在咨询实务工作中，心理咨询师需要给患者解释干预原理。

4. 咨询方案：在认知行为疗法中，一旦明确患者存在的问题，咨询师也就清楚了咨询目标，并能根据咨询目标按照循序渐进的原则制订咨询计划。咨询师经常碰到一些个案咨询不下去或者不知道该怎么办的情况，最常见的原因是不知道咨询目标是什么，不明白怎么制订咨询计划，本部分回答了这个问题，这有助于咨询师制订咨询方案和计划。

5. 咨询技术：心理咨询技术多数是通用的，这些技术在《认知行为疗法入门》和《认知行为疗法进阶》中有介绍。对于一些特定的心理问题，有时会用到一些特殊的技术，我们在具体心理问题章节下介绍了这些特殊的技术。尽管这些技术安排在某个心理问题下面，其实在其他心理障碍或问题的咨询中也是可以应用的，读者在心理咨询过程中也可以参考其他问题的咨询技术。

认知行为疗法是应用最为广泛的心理疗法之一，绝大多数心理问题和精神障碍都可以应用认知行为疗法去解决。由于篇幅和时间方面的考虑，这里只介绍心理咨询师实务工作中常见的心理问题，书中没有涉及的心理问题并不意味着不能应用认知行为疗法。

本书给大家介绍了常见的心理问题的咨询方案，包括成瘾行为、失眠障碍、拖延症、考试焦虑、拒绝上学、夫妻关系问题、亲子教育问题等7个主要心理问题的咨询实践方案。如果你需要对抑郁障碍、广泛性焦虑障碍、惊恐障碍、场所恐惧症、特定恐惧症、社交焦虑障碍、强迫症、人格障碍、精神分裂症和双相障碍这些更为严重的心理障碍咨询实务进行系统学习，可以阅读本丛书的《认知行为疗法咨询方案：10大心理障碍》一书。

第1章
成瘾行为

1.1 物质使用障碍与成瘾行为的表现与诊断

在讨论成瘾行为和相关精神医学的诊断之前，我们先看两个案例，它们分别是酗酒和玩手机游戏的问题。

个案1 酗酒

小李是一名高二学生，他求助咨询师说父亲有酗酒的问题，家人都在为父亲担心，甚至对此已经非常绝望，想放弃了。但父亲只有45岁，还年轻，小李希望找到办法帮助父亲戒断酒精。

小李说父亲长期酗酒，而且酒精成瘾，家人反复耐心劝说都无效。父亲总说以后不喝了，但没过多久，家人就会发现酒瓶藏得哪里都是。父亲每天早中晚都喝酒，不仅酒量大，而且喝酒时间长，每次喝酒都要喝醉，口齿不清，精神萎靡不振，走路都走不稳。

因为做过手术，医生告诉父亲不能再喝酒了。家人不让他喝，他却控制不住自己，仍偷着喝。家里人什么方法都试过了：商量过，也吵过，也闹过，但就是没有什么能改变他。现在这个问题已经严重影响到家庭关系，家人有时候会说不再管他了。

个案 2　游戏成瘾

小刘同学，16 岁，重点中学高一学生。其父母文化程度不高，均为初中学历，从事个体经营工作。小刘的学习成绩优秀，因考上本市最好的重点中学，父母便奖励了他一台电脑。中考后的暑期，小刘整天都"泡"在电脑上，玩游戏，甚至忘了吃饭。

高一开学后，小刘放学回家后就玩电脑，因为玩电脑时间太长，影响了家庭作业的完成，为此经常被老师批评，父母见状便加以阻止，要求他减少上网时间。刚开始一周他还能坚持，后来故态复萌，继续上网，而且上网时间越来越长。因为没有完成作业会被老师批评，小刘就借故不去学校上课，一天天待在家里上网、玩游戏。

父亲见状便想办法制止，在电脑上设置密码、拔掉网线，这引起了小刘的不满，他经常用摔东西、绝食来抗议，父母没有办法只好退让。小刘现在常常脾气暴躁、不与父母沟通，父母异常痛苦。

上面我们介绍了酗酒和玩游戏的案例，很显然这两个案例中的当事人的社会功能都已受到损害，达到精神疾病或心理障碍的诊断要求了。在精神疾病的诊断中，它们会被诊断为什么疾病呢？

（1）如果喝酒、抽烟、喝咖啡等这类物质仅是少量或仅达到中度使用，并且没有造成社会功能损害，也就是没有造成当事人的社交、学习或工作、婚姻家庭等方面出现负面后果，被称为**物质使用**（substance use）。

（2）如果依赖饮酒、抽烟、喝咖啡等物质的量大、频率高，并且造成社会功能损害，引发当事人学习或工作、婚姻家庭、社交甚至身心健康方面问题的时候，在 DSM-4 的诊断中被称为**物质滥用**（substance abuse）。

（3）在物质使用过程中，如果出现用量越来越大，患者需要更大的用量才能达到过去少量服用的效果（耐药性），或放弃使用时感到强烈的身体不适（戒断反应），患者无法中止并要维持增大用量的情形，在 DSM-4 中被称作**物质依赖**（substance dependence）。

（4）在最新的 DSM-5 中，物质滥用和物质依赖被合并在一起，被称为

物质使用障碍（substance use disorder）。在 DSM-5 中，物质使用障碍[①]被看作一组生理的、行为的和认知的症状集合。这些症状表明尽管个体会因为物质使用产生重大问题，却依然会继续使用该物质。

DSM-5 诊断认为，物质使用障碍患者具有以下行为特征：摄入量超出预期；渴望或试图控制用量；花费大量时间尝试获取该物质，因使用该物质尝试放弃社交、工作或娱乐；尽管知道使用该物质会导致生理与心理问题，或使生理或心理问题恶化，但仍会继续使用。

（5）在 DSM-5 的诊断中，物质使用障碍有一个上级概念及诊断——**物质相关障碍**（substance-related disorder），物质相关障碍包括物质使用障碍和物质诱发障碍。**物质诱发障碍**（substance-induced disorder）包括中毒、戒断，以及其他物质/药物诱发的心理障碍（如精神病性障碍、抑郁障碍等）。

（6）鉴于病态赌博、盗窃癖、强迫性购物、过度性活动、网络成瘾等活动与物质滥用相似，有着类似的奖赏系统，并且产生的行为症状也相似，故此，DSM-5 把它们合并在一起，合并之后统称为"物质相关及成瘾障碍"。

经过上面一番对精神诊断标准和相关概念的介绍，我们可以知道，上述酗酒和沉迷游戏两个案例，都可以归入 DSM-5 的"物质相关及成瘾障碍"。其中，酗酒问题涉及物质使用，因其造成了社会功能损害，在 DSM-5 中，这可以被诊断为"物质使用障碍"；而沉迷游戏导致社会功能受损，可以被诊断为"成瘾障碍"[②]。

在物质使用障碍诊断中，所涉及的物质包括如下这些类别：

- 合法物质，如咖啡、尼古丁、酒精；
- 大麻；
- 中枢神经系统兴奋剂；
- 镇静剂；

---

① 贝德尔，等，著.变态心理学 [M].袁立壮，译.北京：机械工业出版社，2016:219-220.

② 美国精神医学学会.精神障碍诊断与统计手册 [M].张道龙，等，译.北京：北京大学出版社，2014:197.

- 阿片类；
- 天然和合成致幻剂；
- 吸入剂。

在非物质成瘾障碍的诊断中，常见的成瘾行为包括：

- 病态赌博；
- 盗窃癖；
- 强迫性购物；
- 过度性活动；
- 网络、游戏或手机成瘾。

在物质相关障碍的诊断方面，虽然不同的物质使用障碍诊断标准有差异，但共性是主要判断依据，为了让大家对物质使用障碍的诊断有一个初步认识，下面给大家介绍 DSM-5 的酒精使用障碍的诊断标准，其区分了酒精使用障碍、酒精中毒和酒精戒断三种情形。

关于酒精使用障碍，DSM-5 的诊断标准[①]如下：

> 一种有问题的酒精使用模式导致显著的具有临床意义的损害或痛苦，在 12 个月内表现为以下至少 2 项症状：
>
> （1）酒精的摄入常常比原定的量更大或时间更长。
>
> （2）试图减少或控制酒精的使用失败。
>
> （3）大量的时间花在获得酒精、使用酒精的活动上。
>
> （4）对使用酒精有苛求或强烈的欲望或迫切的要求。
>
> （5）反复的酒精使用导致不能履行在工作、学校或家庭中重要角色的职责。
>
> （6）尽管酒精使用引起或加重持续的或反复的社会和人际交往问题，

---

① 美国精神医学学会. 精神障碍诊断与统计手册 [M]. 张道龙，等，译. 北京：北京大学出版社，2014: 201-203.

但仍然继续使用酒精。

（7）由于酒精使用而放弃或减少重要的社交、职业或娱乐活动。

（8）在对躯体有害的情况下，反复使用酒精。

（9）尽管认识到使用酒精可能会引起或加重持续的或反复的生理或心理问题，但仍然继续使用酒精。

（10）耐受，通过下列两项之一来定义：①需要显著增加酒精的量来达到过瘾或预期的效果；②继续使用同量的酒精会显著降低效果。

（11）戒断，表现为下列两项之一：①特征性酒精戒断综合征；②酒精（或密切相关物质）用于缓解或避免戒断症状。

对于上面有关酒精使用障碍的 11 项临床症状，我们可以把它归纳为 5 个方面：

（1）**酒精使用的欲望**：苛求或强烈的酒精使用欲望（第 4 项）、对躯体有害的情况下依然反复使用酒精（第 8 项）、认识到有害的情况下依然继续使用酒精（第 9 项）。这就是说，患者具有比常人更强烈的酒精使用欲望，即使明知对自己有害的情况下，依然无法克制自己的欲望，继续使用酒精。

（2）**酒精使用的相关行为**：患者表现为大量饮用酒精或长时间地饮用酒精（第 1 项），为了获得酒精，患者会花时间在购买、藏匿酒精等活动上面（第 3 项），明知有害依然继续使用酒精（第 6 项）。

（3）**酒精使用导致社会功能损害**：判断是否为精神障碍或心理问题，造成社会功能损害是必要的标准，酒精使用障碍患者不能履行在工作、家庭和社会上所承担的重要角色的业务（第 5 项），或者因为酒精使用减少重要的社交、职业或娱乐活动（第 9 项），这就给患者的工作、家庭和社会活动造成了直接的损害。

（4）**酒精使用戒断努力**：酒精使用带来的问题，让患者认识到自己需要加以控制或者戒断，事实上并没有取得成功，患者会继续使用酒精（第 2 项）。

（5）**耐受与戒断反应**：这两种反应是 DSM-4 中物质依赖诊断的重要指

标，一个成天大量饮酒的患者，他们常常有对酒精的耐受性（第 10 项）和戒断反应（第 11 项）。

上述是仅就症状做的分析，如果从酒精使用障碍的诊断来讲，DSM-5 认为要具备如下几个方面的标准：①临床症状，具备上述 11 项症状中的至少 2 项及以上；②病程，至少 12 个月以上；③这种酒精使用模式意味着患者的酒精使用表现并非偶尔，而是经常性的；④具有临床意义的损害和痛苦，也就是造成实际的社会功能损害。

至于酒精使用中毒，DSM-5 描述了四条标准：①最近饮酒，也就是中毒发生在饮酒之后；②出现临床意义的问题行为或心理改变，如不适当的性行为、攻击行为、情绪不稳、判断受损；③躯体症状，如言语含混不清、共济失调、步态不稳、眼球震颤、注意或记忆损害、昏迷；④排除标准，排除其他解释的可能性。从上面标准的描述可见，酒精使用中毒，实际上就是醉酒达到一定程度的结果。

至于酒精戒断，DSM-5 同样描述了四条标准：①大量饮酒后，停止或减少饮酒，这是前提条件；②戒断的躯体反应，如自主神经活动亢进（如出汗、脉搏超过 100 次 / 分）、手部震颤加重、失眠、恶心或呕吐、短暂性的幻觉或错觉、精神运动性激越、焦虑、癫痫大发作；③临床意义痛苦或社会功能损害，即戒断带来痛苦，影响社会功能；④排除标准。从这里我们可以看到，酒精使用障碍者试图戒断的时候是非常艰难的，戒断过程中所体验的痛苦和社交功能损害，往往使得戒断酒精使用失败。

上面比较详尽地给大家介绍了物质滥用、酗酒、沉迷手机游戏的精神医学诊断，大家读起来可能比较费劲，诊断名称的演进令人眼花缭乱，对于非精神医学专业的人士来说比较难以理解。对于认知行为疗法的心理咨询师来说，了解一些精神病学的相关诊断知识是有益的。但这些精神疾病的诊断知识，对于我们制定咨询目标和规划咨询方案来讲过于复杂，也没有必要。

因此，我们从认知行为疗法的模型出发，把 DSM-5 中所称的"物质使用障碍"和"成瘾障碍"，以及社会功能损害程度更轻一些的情形，统统称为"成瘾行为"。为了区分成瘾行为的严重程度，也可以把造成更严重社会功能损害的称为"成瘾障碍"，而把程度较轻的称为"成瘾行为"。

我们可以参考 DSM-5 对于物质使用障碍的诊断标准，对成瘾行为列出一些判断指标。

（1）**无法克制的欲望**：无论是酗酒还是玩手机，求助者都知道从事此项活动会给自己带来消极后果，甚至产生躯体伤害或导致家庭破裂，但自己无法克制酗酒或玩手机的冲动，最终向自己的欲望投降，欲望战胜理性，还是依然去酗酒和玩手机。

（2）**大量或过度的使用**：对于酒精，正常人有合理的饮用频率和饮用量；对于手机，正常人有合理的使用时间或次数。与正常的行为相比，成瘾行为的外在表现就是大量或过度使用，有成瘾行为的人表现为大量或过度地饮酒、玩手机及赌博。

（3）**社会功能损害的造成**：由于超出正常人的用量或过度使用，成瘾行为必然会对人们的学习或工作、婚姻家庭、社会生活、身心健康方面造成损害，影响其社会功能，给其和家人带来痛苦。

（4）**失败的努力**：由于成瘾行为给自己和家人带来痛苦并且会造成社会功能的实际损害，求助者有意愿并会尝试终止这样的行为，但由于终止成瘾行为的过程会给自己带来痛苦，乃至于出现戒断反应（为了增加你对戒断反应的了解，你可以参阅前面 DSM-5 对酒精戒断的描述）。在强烈、痛苦的戒断反应面前，很多求助者往往选择了放弃，这就使得成瘾行为得以维持。

1.2 成瘾行为的 CBT 解释

成瘾行为，特别是物质使用障碍，有明显的生物学因素，这些生物学因素影响患者对于使用酒精、咖啡等物质的体验和感受，也影响患者的耐受性和戒断反应，对于某些患者而言，由于生物学因素方面的原因，他们往往特别渴求这样的物质。至于像病理性的赌博、购物、玩手机等成瘾行为，也存在生物学因素方面的影响，这些影响体现在人们从事这些活动时的大脑特定区域特别活跃，相对于正常人来说，这样的反应不太正常。

在认可生物学因素影响的情况下，我们从认知行为疗法的角度出发，分析成瘾行为中的心理学因素的影响，认识成瘾行为形成并得以维持的机制，探究成瘾行为背后的深层心理原因。

1.2.1　成瘾行为的习得与维持

在开展下面的讨论之前，我们需要了解有些成瘾行为的物质或活动（如酒精、烟、玩手机、玩游戏等）在轻度或中度使用的情况下被视为是正常的，也是可以合法取得的（当然，赌博在中国是不合法的）。这里提醒大家注意，下面讨论成瘾行为的心理原因的时候，是包括上述两种情况在内的，既包括合法来源的使用，也包括非法来源的使用。

个体可能因为各种原因或动机而接触到与成瘾行为相关的物质或活动，例如，朋友推荐或邀请。接触并初次使用成瘾物质或活动时，所产生的积极情绪体验成为该物质或活动的强化因素，促使个体重复这样的行为。

例如，玩游戏或玩手机，对许多初次接触的人来说就是愉快的情绪体验，而这种愉快的情绪体验促使个体重复这样的行为——继续玩游戏或玩手机。记得有一位退休老人，每日在家练习写字、下楼散步、看书读报，后来子女为其购买了智能手机后，老人就天天刷手机、看新闻、看短视频，还把自己从手机上看到的内容讲给同为退休老人的朋友们听，因为把大量的时间花在玩手机上，他已经不再写字、散步和读书看报了。

当然并非与成瘾行为相关的物质或活动的初次体验都是美好的，对许多人而言，喝酒、抽烟的初次体验并不好，带来的是糟糕的感觉，也有人使用以后并没有特别的感觉，尽管如此，但对其行为起到强化作用的是社会关系。当朋友或其他关系密切的人邀请你喝酒、抽烟时，尽管你使用之后的感觉不好，但朋友或他人会对你的行为表达认可，接纳你成为他们的一部分。这足以使你克服初次的糟糕体验，而继续重复这样的行为。对于某些成瘾行为来说，社会关系的强化是致命的。人们做的这一切都是为了满足归属的需要，它是指个体对于进入某个群体、被某个群体接纳的心理需要。

初次使用后继续采取成瘾行为，起到强化作用的除了社会关系（即满足归属需要）以外，成瘾行为本身带来的积极体验成为主要原因。许多成瘾活动，除了我们上面谈到的玩游戏、玩手机以外，像病理性赌博、过度购物、过度性活动等，个体能从重复这些活动本身收获快感、避免痛苦或空虚无聊。对于众多的成瘾性物质，个体重复使用后能够感受到积极的情绪体验。

个体从事使用成瘾物质或者从事成瘾活动过程中的积极体验就强化了这一行为。具体表现为行为频率增加、行为持续时间增加。如果把他们的行为与正常人相比的话，我们可以看到他们花费大量时间和金钱在这件事上。

然而，个体的成瘾行为不是没有后果的，个体的成瘾行为不仅会带来健康问题，也会给个体的学习工作、婚姻家庭生活、社交活动等方面带来严重的后果。消极后果的显现让个体自身和家人认识到问题的严重性，并促其戒断或终止成瘾行为。

大家需要了解，戒断对许多成瘾行为而言是一个痛苦的过程，是一个艰难的选择。在戒断过程中所遭受的痛苦、所感受到的生理反应和情绪状态，无疑是对个体戒断行为的惩罚。所以，许多有成瘾行为的个体，其戒断没有获得成功。例如，尼古丁（烟草）的戒断症状有情绪低落、失眠、易怒、挫折感或者愤怒、焦虑、注意力难以集中、坐立不安、食欲增强等。

个体进行成瘾行为时体验到积极的情绪体验，进行戒断行为时体验到痛苦的情绪体验，一种行为得到强化（成瘾行为），一种行为受到惩罚（戒断行为），其结果自然就是被强化的行为得以维持，而受到惩罚的行为被停止，这就是差异强化原理的典型表现。在个体尝试戒断成瘾行为失败之后，在成瘾行为本身带来积极体验的情绪下，成瘾行为就得以维持下来了。

1.2.2 成瘾行为的认知机制

前面我们围绕成瘾行为，从行为后果角度（强化或惩罚）探讨了成瘾行为的习得与维持，如果我们把认知因素也考虑进去，就能对成瘾行为有更为完整的理解。依据认知行为疗法理论或模型，我们知道，认知是行为的先导，也是行为的结果（见图1-1）。在特定情境中，个体出现一个具体的想法（即自动思维），基于这个想法，个体产生某个行为加以应对，而这个行为应对的结果，又反过来影响个体的认知。

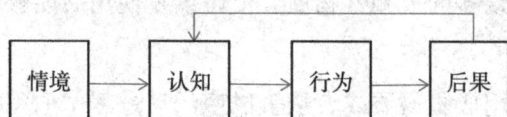

```
┌──────────────────────────────┐
│                              ↓
情境 ──→ 认知 ──→ 行为 ──→ 后果
```

图 1-1　CBT 的认知与行为关系

例如，个体面前出现游戏机时，他会出现一个认知"这有意思吗"，带着好奇，他选择了尝试玩游戏，玩过之后，个体可能体验到其中的乐趣，也可能感到乏味、不好玩。这两种不同的结果就会反过来影响个体对游戏机的认知，前面的结果会让个体认为游戏机有意思、好玩（新的认知），后面的结果会让个体认为游戏机没意思、不好玩（新的认知）。在有意思、好玩的新认知的影响下，个体就更可能选择玩游戏机；而在没意思、不好玩的新认知的影响下，个体就更可能选择不玩游戏机。

基于认知影响行为和行为后果影响认知的观点，认知行为疗法研究者发现，个体对于成瘾物质的预期（认知的一种形式）会影响物质使用的决定，例如，"喝杯啤酒后，我会轻松不少""喝杯酒能改善我的睡眠""没有烟我就活不了"等。

上述解释说明了个体成瘾行为的认知过程，它与成瘾行为的强化理论共同说明个体在陷入成瘾行为之后是如何继续维持下去而难以自拔的。但这些解释没有说明正常人为什么不选择成瘾行为，也没有说明什么样的人容易陷入成瘾行为的问题中。

要回答这一点，我们就需要从正常人与成瘾行为者"做"和"不做"两个方面来认识：正常人做了什么、没有做什么（这里指成瘾行为），而成瘾行为者做了什么（即成瘾行为）、又没有做什么。

我们可以用亚伦·贝克的认知行为疗法T字模型（见图1-2）来回答这个问题。我们在前面讨论的成瘾行为及其相关认知在这个模型中属于自动思维层面的问题，也就是说，它只是心理问题的表面现象，按照这个模型，我们可以发现问题的根源是核心信念及其补偿策略。

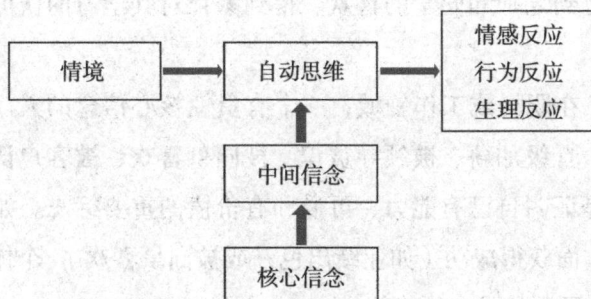

```
┌──────┐      ┌──────┐      ┌──────────┐
│ 情境 │─────→│自动思维│─────→│ 情感反应  │
└──────┘      └──────┘      │ 行为反应  │
                  ↑          │ 生理反应  │
                  │          └──────────┘
             ┌──────┐
             │中间信念│
             └──────┘
                  ↑
                  │
             ┌──────┐
             │核心信念│
             └──────┘
```

图 1-2　认知行为疗法 T 字模型

认知行为疗法认为，在父母教养方式和其他重要他人的影响下，童年时期个体有可能形成负性核心信念，例如，个体可能认为自己是无能的、不可爱的和无价值的。如果个体认为自己是无能的，他就会认为自己无法搞定生活中的各种事情，无论是学习、工作、婚姻家庭，还是社会交往、躯体健康等生活的方方面面；如果个体认为自己是不可爱的，他就会认为自己不被他人喜欢和接纳，无论是学习工作中的同学、同事、老师、领导，抑或是婚姻家庭中的父母、配偶、兄弟姐妹、子女等人；如果个体认为自己是无价值的，他就会认为自己对他人是没有贡献的、没有用的，甚至是他人的累赘、包袱或负担，这里的他人包括生活中的重要他人，如父母、配偶、兄弟姐妹、老师、同学等。

认知行为疗法认为，负性核心信念是各类心理问题的根源。但个体形成这样的负性核心信念后，他需要想办法克服这样的信念，于是就发展出努力、顺从、回避、警惕等补偿策略，将其应用于家庭、学校、职场、婚恋、社交和健康等诸多领域。在这些生活领域中，个体都需要证明自己并非无能的、不可爱的和无价值的，如果个体通过应用补偿策略成功地证明了自己，这个时候个体自己看起来就是有能力的、可爱的和有价值的。

例如，在学校或学习领域中，一个认为自己无能的学生，就需要通过学习成绩来证明自己；一个认为自己不可爱的学生，则需要通过学习成绩（如果重要他人在乎学习成绩的话）或者通过得到他人的喜爱来证明自己；一个认为自己没有价值的学生就需要通过帮助他人或者能够让他人感到开心的方式来证明自己。总体来说，一个有负性核心信念的学生，就需要通过好成绩、得到老师和同学的喜欢、得到家长对其学习的认可等方式来证明自己。

再例如，在职场或工作领域，一个有负性核心信念的人，可能会认为出色的业绩、晋级加薪、被领导赏识、被同事喜欢、被客户认可、被委以重任等情形是证明自己有能力、可爱和有价值的重要标志。如果他能够在自己关注的方面获得成功（如业绩出色，或被同事喜欢），个体就认为自己是有能力的、可爱的或有价值的。

如果补偿策略有效，个体就能在所面临的领域中证明自己，他就表现为正常人。如果他们无法成功地应对生活领域（如学习、工作、婚姻家庭、社交）的挑战，达不到自己事先预定的标准，就意味着个体的补偿策略失效了。

补偿策略失效，个体就会面临巨大的压力。对学生来讲，成绩不理想、不被同学喜欢、不受老师待见、被家长唠叨，这些负面的环境就会给他们带来巨大的烦恼和心理压力，他们就可能体验到烦恼、焦虑、不安，有可能出现睡眠、腹泻等生理问题；对于成年人来说，如果业绩不好、被领导批评、被同事风言风语、被客户投诉、得不到升迁机会等，这样的负面情境同样会给他们带来巨大的压力和烦恼，可能导致他们出现食欲或性欲下降、睡眠不好等生理问题。婚姻家庭方面也是个体的巨大压力来源，对于夫妻二人来说，不仅要挣钱养家，还要教育子女，也要处理各种家庭成员关系，当然最重要的是夫妻关系。如果这些方面处理不好，也会给他们带来巨大压力，使其产生烦恼、焦虑、痛苦、沮丧等情绪，也同样可能导致食欲、性欲和睡眠等生理问题。

当个体面临某个方面带来的巨大压力时，有的个体就选择回避，希望通过各种方式来逃避或缓解这种压力。在这种情况下，一旦个体接触到成瘾物质或活动，就非常有可能陷进去。有一项对青少年吸烟的纵向研究发现，负面情感和负面生活事件的增多与吸烟增多相关，也就是说，那些遭遇更多不幸生活事件和体验消极情绪的青少年更容易选择吸烟。还有研究发现，生活压力与随后的酗酒复发相关，这表明在生活压力增加的情况下，个体更容易选择借酒浇愁、饮酒减压。

个体陷入何种成瘾行为取决于客观条件，成瘾行为所涉及的物质或活动需要在其生活中能够取得。如果无法取得这样的物质或接触不到这样的活动，自然就无法形成这样的成瘾行为了。例如，在中国，大多数中国人都没有喝咖啡的习惯，而是更喜欢喝茶，在这样的情况下，中国人更容易形成尼古丁（烟草）的成瘾行为，而不太容易形成咖啡因（咖啡）的成瘾行为。其他的成瘾活动，如病理性赌博、偷窃、购物、玩游戏等，也都需要客观环境。由此可见，在个体面临巨大压力、承受痛苦的条件下，一旦在其生活中具备某种成瘾行为的客观条件，个体就有可能发展出成瘾行为。

成瘾行为的严重程度和个体面临的生活压力有关，如果个体在学习、工作和婚姻家庭等方面面临巨大压力，承受的痛苦自然就多，这个时候，他就需要效果更好或时间更长的成瘾行为来排解。有些时候少量的或短暂的抽烟、饮酒、喝咖啡、购物、玩手机可能不管用，就需要增加用量或延长时间，如果这些常见方式都不管用并且在有条件的情况下，个体就可能采取更危险的成瘾行为。

一旦个体投入成瘾行为的时间和金钱足够多，他们就会从面临压力的社会生活中抽离出来、逃离出来，彻底陷入成瘾行为的世界里。他们不再上学、不再上班，也不再照顾家庭、不再尽个人的社会责任，其社会功能遭遇严重损害。

总之，从认知行为疗法来看，个体成瘾行为的基础是负性核心信念。个体的补偿策略失败，使其社会生活某些方面（如学习、工作、婚姻家庭、人际关系）难以应对，承受巨大的压力和痛苦，这时如果个体接触成瘾行为的相关物质和活动，基于逃避痛苦或寻求解脱和快乐的心理需要，个体就会选择成瘾行为。前述成瘾行为的强化后果，使得成瘾行为越发巩固和严重，一旦如此，其社会功能损害就更加严重，甚至恶化。

1.3　成瘾行为的治疗原理

1.3.1　强化短路模型与克服

从强化理论的观点看，行为后果是影响行为的制约因素，个体的行为可能存在两种后果：即时后果和远期后果，如果两种后果相互矛盾，一种后果起着强化作用，而另一种后果起着惩罚作用，最终哪一种后果决定个体的行为呢？

即时强化短路模型[①]认为，在两种相互矛盾的行为后果中，即时后果决定个体的行为，而远期后果对行为并没有多大影响。也就是说，只有即时后果对行为有影响，远期后果无论是好的还是坏的，对当下行为都没有什么影响（见图1-3）。

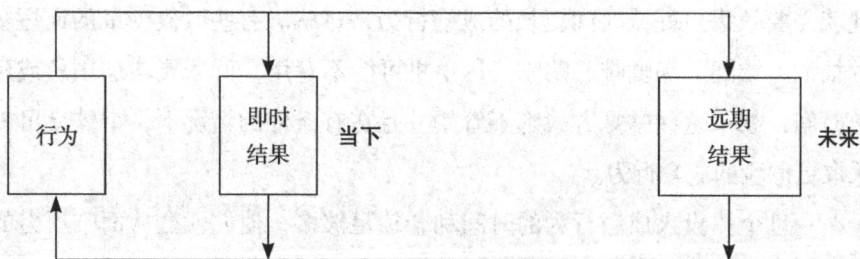

图 1-3　即时强化短路模型

具体到成瘾行为来说，如酗酒、赌博和玩手机，个体从事这些行为立即就能产生愉悦的积极体验，这是即时后果；但从事这些行为的长期后果就是损害躯体健康和社会功能，这是远期后果。对有成瘾行为的个体而言，尽管知道远期后果有害，但还是会被即时后果的愉悦体验所驱使，不断地重复成瘾行为。

解决问题的办法很简单，就是我们把未来的结果呈现在眼前，让当事人清楚地意识到未来结果，用未来的结果来提醒自己，让未来的结果影响当前的行为。我们需要让求助者看到、意识到成瘾行为的长期损害，并且

---

① 郭召良.认知行为疗法入门 [M]. 北京：人民邮电出版社，2020:253-254.

看到成瘾行为戒断之后的美好未来。求助者只有看到戒断后的美好未来和继续成瘾的严重后果，才能下定决心战胜成瘾行为过程中的积极体验和戒断过程中的糟糕体验（见图1-4）。

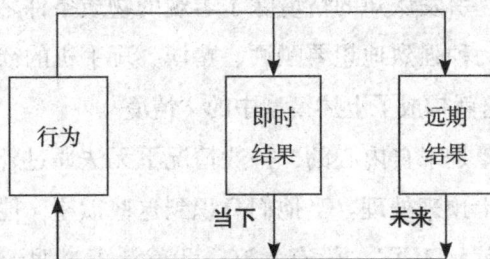

图1-4　攻克强化短路的策略

1.3.2　认知行为疗法 T 字模型

在认知行为疗法的 T 字形（见图1-2）的"一横"中，情境是心理活动的背景因素或诱因，自动思维是中介，情绪体验、行为和生理活动是情境及自动思维共同作用的结果。

如果我们用这个模型看待成瘾行为，成瘾行为过程中的生理反应与情绪体验（快乐、兴奋等）和成瘾行为本身都属于反应，它们是在特定情境下经由自动思维后产生的结果。如果我们要干预成瘾行为及其相关的情绪体验和生理反应，我们可以针对情境和自动思维开展工作。

虽然认知行为疗法强调对认知的处理，但在成瘾行为的处理上，对情境的干预也是要考虑的方面。由于成瘾行为的产生需要客观条件，网络成瘾需要有网络，酗酒行为的前提是酒精的存在，因此，戒断成瘾行为首先需要考虑的是去除成瘾行为产生的物质基础，将酒精、网络等客观条件与成瘾行为者分离开，这是成功戒断成瘾行为初期的必要条件，尤其是重度成瘾者（当然如果成瘾行为不那么严重，个体有自控能力，可以不用剥夺成瘾行为的物质基础）。

需要说明的是，在戒断取得成功的情况下，我们需要让个体有再次接触这些物质条件的机会，看他们是否再次复发。只有当他们再次面临这些物质的情况下依然不采取成瘾行为，才能说明我们工作的成效。例如，网络成瘾、痴迷手机和酗酒者在戒除成功后，可以让他们有机会再次接触网络、手机和酒精等，如果他们能够抵抗这些东西的诱惑，才能说明戒断成功。

对于成瘾者，引发认知的情境除了客观的物质条件之外，还有从内心升起的欲望——一种强烈地想要酗酒、赌博、玩手机的欲望。当成瘾者意识到这种欲望，这就构成了上述模型中的"情境"。

成瘾者的欲望是来自内心的，一般情况下无法通过外力控制，这时我们可以通过认知干预来处理。当他们意识到这些欲望，他们可能会产生类似于"没有烟我就活不了""没有大麻，我就活不过明天"等消极悲观的预期，或类似于"喝杯酒能改善我的睡眠""抽烟能让我精神好起来"的积极预期。这样的预期会增强他们的情绪体验、生理反应和成瘾行为的冲动，这又反过来促使欲望增加。

咨询师可以通过行为试验等多种认知技术方式，来检验和纠正具有成瘾行为的个体的认知，一旦认知改变，其成瘾行为以及相关的情绪体验和生理反应也就得到调整。

在前面的工作取得成效，也就是成瘾行为者能够克制想要继续成瘾行为的冲动，戒断成瘾行为之后，我们还需要继续工作，铲除成瘾行为的土壤。

通过前面的介绍，我们已经知道有成瘾行为的个体，他们之所以走到成瘾这一步，主要原因是他们的社会生活充满挫败，在学习、工作、婚姻、家庭、社交和健康等方面的某个或某些领域遭遇困难，体验到强烈的痛苦、焦虑、抑郁等负面情绪。

如果我们只是解决他们的成瘾行为症状，却没有进一步去协助他们面对生活中的挫败，当他们再次面临挫败的社会生活的时候，他们就会再次体验到这种失败所带来的痛苦体验。这种痛苦的体验就成为继续成瘾行为的线索，过去他们就是通过成瘾行为而缓解痛苦体验的，当他们再次遭遇痛苦体验的时候，自然而然地就会让成瘾行为复发。实际上，这也是成瘾行为容易复发的重要原因。

因此，咨询师需要在成瘾行为症状得到控制后继续工作，协助成瘾者应对生活挑战。这个阶段的工作主要是修正失效的补偿策略，学习能够应对各种问题的策略。一旦习得有效的应对策略，个体就能减少社会生活中的痛苦体验，复发成瘾行为的土壤也就不存在了。

1.4 成瘾行为的咨询方案

1.4.1 成瘾行为的咨询目标

成瘾行为的咨询目标着眼于戒断成瘾行为，恢复因成瘾行为而损害的社会功能，消除和降低成瘾行为复发的条件，如社会生活问题的应对和健康的人际关系建设等内容。

由于成瘾行为涉及的对象广泛，有非常严重的疾病，也有比较轻一些的行为问题，在确定咨询治疗方案或目标的时候就需要考虑这些实际情况。咨询师和求助者及家长需要根据成瘾行为问题的严重程度来决定咨询治疗方案。

判断成瘾行为严重程度主要依据下面两个指标，这也是选择治疗方案的依据。

（1）**中毒反应与戒断反应**。中毒反应是指当个体使用成瘾物质过量，产生一系列生理、心理等方面的症状；而戒断反应是指个体戒断成瘾物质时出现的躯体反应。我们在前面有关酒精使用中就有"酒精中毒"和"酒精戒断"的具体描述，你可以翻回去看看。当成瘾行为带来中毒或戒断反应时，就可以说明求助者的问题非常严重，因为这样的反应会带来躯体痛苦、强烈生理反应，乃至于躯体疾病。在这种情况下，最好的解决办法是住院治疗，医生可以通过用药的方式缓解戒断的痛苦，以及由此带来的问题。如果成瘾行为极少带来中毒或戒断反应，患者就可以通过心理咨询的方式来寻求干预。

（2）**社会功能受损程度**。尽管中毒反应和戒断反应说明成瘾行为的严重程度，但更为直接评估成瘾行为严重程度的是社会功能受损程度。如果一个人使用可成瘾物质或活动，但他能够进行正常的社会生活，例如，适量饮酒、少量吸烟、适度玩手机，这样的行为就不构成问题，也不能被称为成瘾行为。但如果用量增加，就可能导致学习工作效率下降，或者无法完成的情形，这时就可以诊断为"成瘾行为"，程度属于轻度或中度。如果个体已经丧失主要社会职责，例如，不能上班、不能上学、不能照顾家庭，这时就属于严重程度了。对于中度和轻度的成瘾行为可以通过心理咨询的方式干预，对于重度的成瘾行为可以考虑住院形式，如果有足够的支持也可以进行心理咨询。

下面就成瘾行为的心理咨询部分的咨询目标做一个介绍，它既适用于住院治疗患者戒断期和出院后康复期的心理咨询，也适用于门诊性质的心理咨询。

成瘾行为的咨询目标主要包括如下几点：

- 终止成瘾行为或者将行为频率降低到正常使用水平（如饮酒、玩手机等）；
- 接纳并适应引发成瘾行为的情绪/生理状态，以及停止成瘾行为后的消极情绪/生理状态；
- 控制对使用成瘾物质或活动的冲动和想法；
- 学习用更为健康的方式应对引发成瘾行为的情形，无论是外部的社会压力（他人劝说）还是内心的渴望；
- 修复家庭关系，赢得家人的了解和支持，改善与家人的互动方式；
- 恢复正常的社会工作，如上学、上班、照顾家庭、承担家务、锻炼身体等；
- 学习应对面临挑战的社会生活领域的技能，如学习、工作、婚姻家庭等方面；
- 识别诱发成瘾行为的因素，如负面情绪、社会压力、人际冲突等。

1.4.2 成瘾行为的咨询计划

下面这份成瘾行为的咨询计划，是基于上述咨询目标，广泛适用于各类成瘾行为的心理咨询。如果患者存在中毒反应和戒断反应，最好住院治疗，在住院过程中，咨询师可以参考下面的咨询计划为患者提供相应的心理咨询。若在住院治疗期间不能安排足够的心理咨询，患者可以考虑在出院后接受门诊性质的心理咨询，以预防成瘾行为的复发。

考虑到求助者学习能力的差异和不同成瘾行为种类间的不同，下面的咨询计划以小节为单位安排，每小节包括2~4次会谈。在这个咨询计划中，你可以了解成瘾行为的咨询会谈都包含哪些方面的内容，以及这些内容的安排顺序。

第1小节：评估性会谈

咨询师通过评估性会谈，评估成瘾行为的种类、严重程度和社会功能损害，了解导致成瘾行为产生的社会心理因素，个体是在什么情况下产生成瘾行为，又是在什么情况下维持成瘾行为的，以及个体在戒断成瘾行为方面的努力。

咨询师需要评估求助者的家长和朋友等比较亲近的人对其成瘾行为的影响和态度，哪些人促成其成瘾行为，哪些人反对成瘾行为；在戒断成瘾行为的过程中，哪些人可以起到积极的促进作用，哪些人会阻碍。

咨询师还需要与求助者确定咨询目标。咨询师可以根据上述咨询目标清单，结合求助者成瘾行为的种类和实际情况，制定具体、可操作的咨询目标。

第2小节：决定戒除成瘾行为

进入咨询阶段，咨询师需要获取成瘾行为发生的具体资料，对求助者进行心理教育，激发求助者改变的动机，并寻求社会支持协助求助者。

监控成瘾行为：评估就是改变的开始，咨询师可以给求助者提供一份表格，让求助者在发生成瘾行为的时候进行记录，用以搜集成瘾行为的程度（成瘾物质用量、行为持续时间等）、发生的情境（客观情境和主观欲望等）、自动思维等方面的信息。

心理教育：咨询师给求助者讲解成瘾行为的成因（参考前面对成瘾行为的CBT解释）和干预策略，让求助者对其心理问题产生理解和领悟，增强戒除成瘾行为的信心和希望。很显然，这方面的心理教育一次是不够的，咨询师需要在未来的咨询会谈中重复和强调这点，使得求助者能够加深理解。

动机激发：戒除成瘾行为是一个艰难的决定，求助者需要放弃成瘾行为的即时好处，还要承受戒断造成的即时痛苦，这要求他们看到戒断成瘾行为的长期益处，同时可以避免成瘾行为的长期损害。对求助者而言，只有看到美好的未来，才可能度过当前痛苦的戒断过程。

社会支持：我们知道成瘾行为的戒断靠个人的努力是难以成功的，社会支持对于戒断成瘾行为非常重要。如果求助者在戒断成瘾行为的过程中能够得到关系亲密的家人或者朋友等的支持，他们往往能够更容易走到最后，迎来戒断成功的时刻。特别是那些对求助者感到绝望、表达厌弃的亲人，如果他们能够转变态度，对其进行接纳和鼓励，这对求助者而言无疑会产生强心针的效果。

第 3 小节与第 4 小节：实施戒除成瘾行为

戒除成瘾行为一旦付诸实施，咨询师就需要从以下几个方面开展工作。

正常化戒断反应：咨询师要告诉求助者，一旦停止成瘾行为，很快就会体验到强烈的痛苦情绪或消极感受，这种感受会随着时间的推移变得更加强烈，但在达到峰值之后，会逐渐下降，在多次经历这样的体验后，峰值会越来越低，到最后，这样的体验会越来越少。正常化戒断反应的目的是让求助者有一个合理预期，面临停止成瘾行为产生的痛苦体验后不会感到恐慌，并能预期经历数次冲击后痛苦体验会越来越小，增强求助者战胜困难的勇气和信心。

情境隔离：除非求助者有坚强的意志，一般情况下，我们应该让求助者脱离导致成瘾行为的情境，也就是说，要让求助者身边没有成瘾行为得以进行的物质或环境基础。例如，对于吸烟、酗酒而言，求助者身边没有烟、酒就无法进行；对于上网、玩手机、赌博、在线购物而言，求助者身边没有网络、手机等工具也就无法进行。对于无法自控的求助者而言，情境隔离更容易帮助其获得成功。

行为递减：情境隔离导致的负面体验过于痛苦，或者出现的躯体症状存在危险，我们可以采取行为递减的方式，从求助者现有成瘾行为的程度开始，通过 5~7

次递减最终达到戒除或正常水平。咨询师或家人对于成瘾行为进行限量管理，一旦达到限制量之后就实行情境隔离，让求助者不再有机会接触与成瘾相关的物质。

认知检验：当求助者处于戒断情境中时，就会产生有关自己忍受不了、情况会越来越糟糕的自动思维。这时咨询师和求助者可以应用认知技术（如行为试验、预言验证、可能区域），通过过去戒断经验或者本次实际戒断结果的证据来修正其认知，使得未来戒断过程中的预期更加合乎实际。

情绪忍耐：在戒断过程中，痛苦、难受和烦躁，甚至生不如死的情绪体验都可能出现，这要视成瘾行为的性质而定，不管怎么说，戒断过程的体验肯定不好受。许多求助者之所以戒断失败，主要原因就是无法忍受这样的痛苦体验。对于这样的痛苦体验，严重者可以住院治疗，医生能够开具一些药物来缓解这种痛苦。但对于心理咨询门诊的求助者来说，忍耐就是一个不得不面临的选择，我们需要知道：虽然戒断会让自己痛苦，但不会有生命危险，而且随着忍耐的次数增多，痛苦的程度也会减轻。有些时候生命中的苦痛需要承受，只有承受我们才能迎来美好的明天。

激励与自我激励：每当求助者成功经历痛苦的考验，情绪归于平静之后，求助者和家人要予以肯定：求助者要自我肯定和鼓励，称赞"自己做得不错，战胜了自己"；家人也要予以肯定，称赞求助者的努力和勇气。这些激励和自我激励为迎接并战胜下一次挑战增强了信心。

第 5 小节：恢复正常生活

成瘾行为得到相当程度的控制以后，恢复正常社会生活就成为咨询的重点。咨询师需要与求助者协商度过情绪低落期、找到健康的应对消极情绪的方法、恢复正常的社会交往、有效应对社会压力等内容。

度过情绪低落期：一旦放弃成瘾行为，个体会更多地体验到消极负面情绪和生活压力，对此咨询师要通过正常化技术让求助者对此心中有数，能接受自己的现状。

找到健康的替代方法：为了应对消极负面的情绪，咨询师可以和求助者商讨并尝试一些健康的方法，以应对这些消极负面的情绪。具体来说，正常人的常用方法都可供参考，至于这些方法是否有效，还需要求助者去试验，试试看哪些方法管用，哪些方法不管用。

坚持正常的学习 / 工作 / 家庭生活：回归正轨是从成瘾行为中解脱出来的目的，也是戒断成瘾行为的重要方法。咨询师可以花时间帮助求助者恢复正常的社会生活，让其清楚可以做哪些事情，做这些事情时有什么样的自动思维，咨询师可以应用认知行为技术处理这些自动思维。完全回到正常生活有一个过程，我们可以采取逐步恢复的方式。

重建正常的社会交往：求助者的社交环境既是成瘾行为的原因，也是成瘾行为的解决办法之一。许多求助者陷入成瘾行为就是因为同伴诱惑或压力所致，求助者要彻底戒除成瘾行为，就需要从这样的社交环境中脱离出来，回到正常的社交环境中。为此，求助者需要花时间与正常人进行社会交往。在这个过程中，求助者会产生背叛或疏远了原来的朋友、新的社交对象是否会接纳自己、自己是否值得成为他们的朋友等方面的自动思维，甚至在恢复与正常人交往的过程中，他们的冷漠和风言风语的表现也可能会对其造成刺激。这个时候，咨询师要应用认知行为技术处理重建正常的社会交往过程中的认知和行为反应，在改变认知和行为反应的情况下，最终重建正常的社交网络和社交互动。

第 6 小节至第 8 小节：社会生活技能学习

在恢复正常社会生活的过程中，求助者将再次面对引发其社会生活压力的问题，正是这些社会生活压力问题导致求助者逃避，并最终发展为成瘾行为。如果不能有效应对这些问题，求助者的压力将继续存在，求助者就有相当大的可能性再次陷入成瘾行为中。

因此，在求助者恢复正常社会生活时，咨询师需要对其所面临的社会生活压力问题进行辅导，具体来说涉及如下两个方面的内容。

社会生活技能学习：针对求助者所面临的社会生活问题，如学业问题、职业问题、婚姻家庭关系问题、社交问题等，咨询师可以通过认知行为技术在社会生活中处理具体情境的自动思维和行为反应，得出替代性的思维和调整行为反应后，个体能够更好地应对社会生活压力的挑战。如果求助者缺乏处理相应问题的技能，咨询师还应教授其必要的社会生活技能，如问题解决技能、沟通技能等。

应对方式修正：个体面临重要社会压力的原因可能是补偿策略失效，在前述社会生活技能学习的基础上，求助者需要转变应对社会问题的方式，应用更新、更有效的方式。这就意味着求助者需要修正其中间信念，咨询师可以应用中间信念的认知技术去处理。

第 9 小节与第 10 小节：预防复发与巩固性会谈

鉴于成瘾行为具有较高的复发可能性，因此，在咨询结束阶段需要讨论有关预防成瘾行为复发的问题。具体来说有以下几个方面的工作需要开展。

诱惑测试：求助者可以有意识地进入可能诱发成瘾行为的场合，以此来检验戒断成瘾行为的咨询效果。我们可以预期的是，当再次进入相关场景时，求助者产生心动是必然的，只要能够控制诱惑，没有采取相关行动就是成功的。在面临诱惑的时候，求助者可以主动采取措施脱离相关情境。经过多次的诱惑测试，直到求助者采取成瘾行为的冲动降到非常低的水平才算是成功。

复燃处理：在求助者成功戒断后的三个月内，求助者特别容易因为偶然的原因重复成瘾行为，这是死灰复燃的现象，也是正常现象，但求助者如何看待这种现象，以及采取何种举措决定了戒断的成败。如果我们认识到这是正常现象，并立即停止成瘾行为，从情境中脱离出来，我们就避免了成瘾行为的复发；但如果我们认为戒断失败，并任其发展下去，成瘾行为的程度增加，最终就是成瘾行为戒断失败，成瘾行为复发了。

识别复发：要预防成瘾行为复发，咨询师需要与求助者讨论哪些情形下容易引发成瘾行为，一旦识别这些情形，求助者就可以在问题产生时及时予以处理，避免成瘾行为的欲望超过其自控能力。常见的情形有：负性的或不好的情绪状态、人际冲突、进入成瘾行为的场所、体验到强烈的成瘾行为的渴望等。每个人的具体情况不同，我们可以通过回顾咨询过程中求助者的成瘾行为监控表来了解。

巩固性会谈：结束咨询性会谈后，仍然需要安排数次巩固性会谈，求助者需要3~6个月回来一次，与咨询师进行巩固性会谈，防止成瘾行为复发。巩固性会谈主要评估成瘾行为是否复发、求助者识别复发的情况，以及应对措施是否有效、是否面临重要社会生活事件压力等内容。如果求助者再次陷入或者有可能陷入成瘾行为的症状中，可以及时安排咨询以巩固咨询效果。

1.5 成瘾行为的咨询技术

对于成瘾行为，如果非常严重以至于达到中毒或戒断反应的水平，可以采取住院治疗，配合一些药物治疗的形式来处理。至于心理咨询或治疗部分，我们可以应用认知行为疗法中的一些常用技术来处理，例如，控辩方技术、可能区域技术、行为试验技术、代价收益技术、行为表演技术等。

下面给大家介绍一些在成瘾行为的咨询中特别重要的技术方法，这些技术方法主要用来处理成瘾行为症状，至于修正求助者负性核心信念和补偿策略等方面的技术方法，可以参考本丛书《认知行为疗法进阶》中的相关介绍。

1.5.1 正常化技术

在心理咨询过程中，对于求助者认为不正常的情形，咨询师应告知求助者这是正常现象，从而纠正求助者对这些现象和情形的不合理认知。

求助者往往会认为自己罹患心理疾病或存在心理问题（如强迫症、抑郁症、焦虑症）是不正常的，因为他们发现自己身边的人并没有这样的问题，而唯独自己有这样的问题，因此自己就是不正常的。这时咨询师应告知求助者，这些心理问题是常见的、正常的疾病，犹如感冒、发烧、腹泻一样，非常常见。这样做一方面可以纠正其对心理问题的认知，另一方面可以调整他们对心理咨询的预期——既然这些问题是常见的，也就意味着这些问题是可以被治愈的。

在成瘾行为的咨询治疗中，正常化技术主要应用在两个方面：一是成瘾行为的咨询治疗过程，咨询师要告诉求助者戒断反应、复燃或复发是正常的，目的是让求助者对于戒断过程有合理的预期，并在发生这种现象时能够接受它，以继续坚持戒断行为，直到取得成功；二是咨询师要告诉求助者生活中的社会压力和消极情绪体验是正常的，俗话说，人生不如意十有八九，如果我们能够接受生活中的压力和焦虑，就不用逃避，也就不用采取导致成瘾行为的方式来寻求短暂的快感了。

在这里，我们重点讨论戒断成瘾行为中的正常化技术应用。许多求助者戒断失败，主要原因是他们把戒断过程中的一些正常表现视为戒断失败。例如，自己无法忍受戒断过程中的煎熬、这种煎熬的程度没有迅速好转、停止之后再次成瘾行为等，对于这些现象，他们往往会认为这说明自己戒断失败，实际上这都是戒断过程中的正常现象。如果他们能够认识到这是正常现象，就能继续坚持下去，直到最后取得成功。

有一个关于登山的隐喻可以帮助咨询师给求助者说明戒断过程中复燃和反复的正常化。想象一个人去爬少有人攀爬的山峰，目标是登顶。多数时间他都能稳步迈向山顶，但偶尔会跌倒甚至滑落后退一段路程。当他滑落跌倒之后，他可能有几种想法和选择。其一，他可以对自己说："我已经滑落和跌倒了，我应该放弃，回到来时的路，下山吧。"然后回头下山了。其二，他可以对自己说："我只是跌倒了，但是我要振作起来继续前进。"整理身心后，选择继续前行。这座山峰虽然少有人攀登，就像珠穆朗玛峰一样，但毕竟有人攀登，也有人取得成功，我们只需要在跌倒了、滑落了的时候依然坚持前行，就能最终取得成功。

正常化技术在使用时有两个时间点：一是问题出现的时候，进行正常化解释，例如，当一个戒酒或戒除手机成瘾的求助者再次喝酒或玩手机的时候，咨询师可以告知他这是戒除过程中的正常现象，邀请对方继续执行戒除计划；二是在实施戒断计划之前告知求助者即将发生的一些困难状况，让其对此心中有数，以便当这些情形发生时，求助者可以坦然接受，不至于感到挫败。

在成瘾行为戒除的过程中，"破堤效应"值得一提。洪水漫过大堤，引发大堤产生缺口，随后更大的洪水将蜂拥而至，直到完全冲垮大堤，最终大堤将完全丧失对洪水的抵抗力。当成瘾行为求助者因为没能抗住诱惑而尝试少量或短暂的成瘾行为时，就会造成"破堤"。一旦破堤，他们往往就会认为"既然已经开头了，再多一些成瘾行为也没关系"，或者认为"既然我已经失败了，就不要控制了"等。

因此，咨询师需要做的事情就是告知求助者可能会出现"破堤"现象，出现少量的、尝试性成瘾行为，这是戒断过程中的正常现象，并不意味戒断的失败，求助者需要做的事情就是立即停下来，而不是放任自己。

1.5.2　动机激发技术

戒除成瘾行为应该是主动的而非被迫的，更不是强制的。对于求助者而言，戒与不戒往往会造成两难：一方面，戒除成瘾行为有好处，但要经历痛苦；另一方面，不戒除成瘾行为又会造成显著的社会功能的损害，并且这样的行为也无法长期持续下去。对他们来讲，戒也不是，不戒也不是，这是一种犹豫徘徊的矛盾心理。在成瘾行为的咨询治疗中，如果不能激发求助者改变的动机，允许他们在这种两难心理中徘徊，其结果自然是无法取得成功。因此，对于成瘾行为的咨询治疗而言，激发求助者改变的意愿就是非常重要的一环。

激发求助者戒断成瘾行为的动机既有会谈原则和态度的问题，也有会谈技术方法的问题。在激发动机的会谈方面，史蒂芬·麦思拓（Stephen A. Maisto）[①]等人提出了五个原则。

表达共情：表达共情能够唤起求助者对问题的认可，并使其愿意正视自己的问题，这就为求助者的改变奠定了基础。如果是对抗性的会谈则会引发求助者与咨询师之间的争执，不利于求助者正视问题和解决问题。

形成差异：会谈中咨询师需要引导求助者认识到期望的结果和当下的现实，认识到自己的愿望和现状之间存在的差异或鸿沟。一旦让求助者认识到这个差异，就会激发其缩小差异的动力。

避免争执：咨询师要避免强迫求助者改变，应当以建议而非命令或要

---

① 厄里怀恩，等. 成瘾障碍的心理治疗：物质滥用、酒精依赖和赌博成瘾的临床治疗指南 [M]. 张珂娃，等，译. 北京：中国轻工业出版社，2012：177-178.

求的形式进行会谈。如果咨询师表现强势，求助者对抗改变的心理就会增强。

与抵触共存：当求助者对改变与否存在矛盾心理时，咨询师应避免外力强势干预，可以使用"反映"的会谈技术，促使求助者认识到自己的矛盾心理，认识到做出改变的益处，从而做出改变的决定。所谓"反映技术"就是指出求助者在会谈中所传递的情绪、感受、想法和矛盾的心理等，例如，"你开始觉得喝酒的问题在困扰你，因为你意识到家人对你喝酒的问题有强烈的不满。""你一方面期望戒酒成功后能开始新生活，另一方面又担心自己忍受不了戒酒的痛苦，担心即使戒酒成功，其他人也不会接纳自己。"

支持自我效能：自我效能（self-efficacy）是人对自己是否能够成功地进行某一成就行为的主观判断，它会影响一个人做事的信心。咨询师在会谈中应鼓励求助者相信自己具有成功戒除成瘾行为的能力和技能，并表示自己愿意协助求助者成功地戒除成瘾行为。

在动机激发的技术方面可以使用代价收益技术和照见未来的技术。

代价收益技术[①]（在有些书中被称为决策平衡技术）就是要求求助者讨论戒除与不戒除成瘾行为的收益/代价（或称利/弊），通过对收益与代价（或者利与弊）的比较，来做出是否戒除的决定。

我们以本章开头小刘的网络成瘾为例来说明代价收益技术的使用。咨询师分别与小刘讨论继续网络成瘾的好处与代价，然后讨论戒除网络成瘾的好处与代价，讨论完成后咨询师把它们总结在下面这个表格中（见表1-1）。

表 1-1　小刘网络成瘾戒除与否的代价与收益对比

	收益	代价
继续 网络成瘾	心情愉快，感到充实 不用与他人交往 不用面对学习问题	父母不满，与父母对立 身体体质不好，有健康问题 有时也感到心烦 没有未来

---

① 郭召良.认知行为疗法入门 [M].北京：人民邮电出版社，2020:135-138.

	收益	代价
戒除 网络成瘾	和父母关系好转 能和朋友一起玩和聊天 能够上学、工作和就业 将来有一份喜欢的工作并组建自己的家庭	需要面对糟糕的学习成绩 老师、同学和其他人会瞧不起自己 戒除过程很难受

通过对代价与收益的讨论，可以让小刘明白戒除与不戒除各自的利弊，或许他发现戒除的代价收益要比继续网络成瘾的代价收益高得多，其戒除网络成瘾的动机就得到增强。实际上，在一般情况下，通过提问得到的代价／收益结果往往是差不多的。这就需要咨询师引导求助者更多地看到继续网络成瘾的代价和戒除网络成瘾的收益，只有打破这个平衡才能进一步激发其改变的动机。

即时强化短路模型告诉我们，尽管戒除网瘾的好处是巨大的，但远期结果不足以影响当下的行为。咨询师可以在代价／收益技术讨论的基础上，应用照见未来技术 ① 来进一步激发求助者改变的动机。所谓照见未来技术，就是把未来结果用图像的形式呈现在当下，让求助者每天都能看到改变后的未来或者不改变的未来。咨询师可以邀请求助者把这两种未来用图画（或其他形式）描述出来，放在自己每天都能看到的地方。改变后的美好未来就能给求助者力量，使得求助者始终维持高水平的动机。

我们还是以小刘的网络成瘾为例进行说明。咨询师在应用代价／收益技术后，认识到小刘改变的意愿并不强烈，于是咨询师让小刘想象 10 年后的自己和 10 年后的生活是什么样子。咨询师让小刘想象两种未来，一种是继续网络成瘾行为的 10 年后的自己，另一种是戒除网络成瘾的 10 年后的自己。在前一种情况下，自己是继续在家里玩游戏，身体状态更差，父母也变老了，自己整天待在房间里不出门；在后一种情况下，自己大学毕业，在知名企业工作，也开始谈恋爱，开始奋斗。通过这样的想象，小刘意识到戒断网瘾的未来更好，改变的动机显著提高。咨询师让他把美好的未来

---

① 郭召良. 认知行为疗法入门 [M]. 北京：人民邮电出版社，2020:234-237.

画出来，他画了一幅下班后和女友在北京街头漫步的场景。咨询师让他把这幅画放在卧室里，每天都看看。

动机激发应在咨询初期使用，目的是促使求助者开始改变，着手进行戒除成瘾行为的咨询计划。大家需要知道动机激发并非一蹴而就，在咨询进行过程中，求助者的动机会因为各种因素（如戒断的痛苦体验、成瘾行为复燃或复发等）的影响而下降，这个时候咨询师就需要再次进行动机激发，使得改变的动机维持在一个较高的水平。

1.5.3　成瘾行为的测量及相关因素的监控

觉察是改变的开始。咨询师会要求求助者记录成瘾行为发生的情况，也会要求求助者识别或监控成瘾行为发生的相关因素，如情境、自动思维、情绪、行为及其后果等。这样的记录和监控为心理咨询干预提供了基础信息。

成瘾行为的测量与记录

当我们决定戒除成瘾行为的时候，我们就需要对成瘾行为的现状和改变的程度进行描述和记录。通常情况下，开始改变前咨询师会要求求助者记录一个星期的成瘾行为发生的数据；在干预过程中，求助者依然需要记录成瘾行为的数据，以此评估咨询的进展。

从行为矫正的角度说，行为需要被测量，也就是需要量化，一旦量化，我们就可以通过成瘾行为的数据变化来说明现状和改变的程度。

成瘾行为的测量指标主要有以下几种：如果是使用或消费有关的成瘾物质（如有害物质、酒精、烟草），我们就可以选择相关物质的消耗量；如果是从事某种活动（如赌博、网络成瘾），我们就可以选择持续时间。当然，除此之外还有发生次数或频率，以及行为强度之类的测量指标。

例如，小李的父亲每天早中晚都要喝酒，每次都是一杯一杯地喝，喝完一杯又倒一杯，因此咨询师建议用"杯"的数量作为测量单位，而不是毫升，这主要是为了方便测量。表1-2就是咨询干预前一周的测量结果。

表 1-2　小李父亲每日饮酒量记录表

单位：杯

日期		12 日	13 日	14 日	15 日	16 日	17 日	18 日
饮酒量（杯）	早	3	4	5	2	3	5	4
	中	12	10	14	12	16	13	12
	晚	14	15	12	17	12	14	15
	汇总	29	29	31	31	31	32	31

对于小刘这种网络成瘾的求助者来说，用手机使用时间作为测量单位就比较合适。由于他频繁打开手机，每次开机使用时间不一致，咨询师和小刘一起利用了手机自带的"屏幕使用时间"功能作为统计指标，通过这个指标可以统计每天的手机使用时间。小刘咨询干预前一周的屏幕使用时间的结果见表 1-3。

表 1-3　小刘手机的屏幕使用时间记录

单位：分钟

日期	16 日	17 日	18 日	19 日	20 日	21 日	22 日
使用时间	736	693	729	718	781	753	730

与成瘾行为相关的因素监控

认知行为疗法认为，干预成瘾行为的问题，需要进行概念化，了解与成瘾行为有关的因素，如成瘾行为发生的情境、采取成瘾行为之前的自动思维、成瘾行为的相关情绪体验（即渴望或痛苦）及其程度，以及成瘾行为（或其他行为）的后果等内容。为了获取这些信息，咨询师可以邀请求助者填写成瘾行为监控表（见表 1-4），如果求助者不习惯填写表格，也可以使用包含上述内容的日记形式。

表 1-4　成瘾行为监控表

日期时间	情境（外部情境或内部状态）	自动思维（有关成瘾性的想法）	渴望强度（用0~10 分评定）	行为反应（做出何种行为应对）	后果（感受和客观结果）

填写"成瘾行为监控表"，对于求助者而言意味着观察自己的行为，这在一定程度上就降低了求助者成瘾行为的冲动；更重要的是，求助者对于引起成瘾行为的情境有了更多的认识和了解，这便于他在未来回避这样的情境；对自己的自动思维也有觉察，便于未来进行认知评价；对渴望强度的评估，有利于增强其忍耐力；对行为和后果的监控，便于求助者的行为改变。有鉴于此，求助者应坚持填写"成瘾行为监控表"，增强对自己成瘾行为的觉察。考虑到填写表格比较麻烦，求助者在掌握填写方法之后，也可以在头脑中进行这样的填写。

我们以小刘使用手机为例来说明监控表（见表1-5）如何填写。在小刘手机使用的情境中，既有外部的客观情形，如家里客人走了、朋友邀约一起玩手游，也有个体内部状态，如和客人无话可说而感到无聊、意识到心烦等；在自动思维方面，主要记录与使用手机相关的一些想法，这些想法中比较有共性的地方就是玩手机更有趣、能逃避无聊和心烦；行为反应在多数情况下选择了玩手机，但也有没有玩手机的时候；后果填写时应同时关注即时后果和更远的后果，对他而言，玩手机的即时后果主要是开心和轻松，但更远的后果就可能是影响了该做的事情。

表1-5 小刘手机使用行为监控表

日期时间	情境（外部情境或内部状态）	自动思维（有关成瘾性的想法）	渴望强度（用0~10分评定）	行为反应（做出何种行为应对）	后果（感受和客观结果）
23日9:45	家里来客人，和客人无话可说	太无聊，玩手机吧	7	忍住，听客人讲话	无聊
23日11:13	客人走了	自己憋坏了，还是玩手机有趣些	9	拿起手机玩	玩时轻松后悔没忍住
23日14:48	意识到心烦	不要心烦下去，看搞笑视频调节心情	6	拿起手机刷视频	心情好多了耽误做正事，作业没完成
23日20:14	朋友邀约一起玩手游	朋友一起玩很开心	8	和朋友一起玩手游	心情好

1.5.4 成瘾行为的应对策略

成瘾行为的干预措施可以从情境隔离、行为替代、情绪忍耐和自动思维评价等角度入手，下面我们分别介绍这些干预措施的思路。

情境隔离

从行为矫正的角度看，任何行为的发生都必须以一定的情境为基础，如果脱离这个情境，行为也就无从发生。有鉴于此，成瘾行为的戒断首先应考虑的策略就是将求助者与引发成瘾行为的相关情境隔离。需要说明的是，实施情境隔离应当取得求助者的认可和同意，否则强制实施情境隔离会引发强烈的人际冲突。

情境隔离最基本的做法是从求助者的生活环境中去除成瘾行为所必需的物质条件，对于酗酒者而言就是拿走酒精，对于网络成瘾者而言就是断掉网络，对于玩手机的人而言就是拿走手机。

情境隔离的第二个方法是改变求助者的生活环境。从经典的条件反射的角度来说，当求助者处于经常引发成瘾行为的场景中时，就容易刺激或唤醒成瘾行为的欲望，最终导致成瘾行为发生。例如，在前面的案例中，小李的父亲每天都是饭菜上桌后就有喝酒的欲望，而且一喝就无法控制。对此，咨询师与小李父亲及其家人商议，改变就餐环境，不再在原来的桌子上吃饭。大家都在狭小的厨房吃饭，饭菜做得很少，每个人都坐在小凳子上，感觉并不舒适，给人形成草草吃饭的感受。当小李父亲来到厨房吃饭时，在这个新奇的环境下，他想喝酒的欲望就会受到抑制。对于成天在自己房间里玩手机和上网的人而言，走出自己的房间（逛街、散步、去图书馆等）有助于减轻他们使用手机的欲望。

情境隔离中最要紧的部分是社会压力。对许多求助者而言，他们的成瘾行为常常是因为受到他人或压力影响而出现的。最直接的社会压力是他人提供成瘾物质，努力劝说求助者使用成瘾物质或从事成瘾活动，如果求助者不服从的话，就有可能被他人嫌弃或排斥。间接的社会压力包括一些发生成瘾行为的场合，例如，酗酒者到酒馆等，就容易刺激成瘾行为的欲望。情境隔离的一个有效方法就是要让求助者与这些造成社会压力的情境隔离，也就是说，求助者要避免与劝说自己继续采取成瘾行为的人来往，避免与成瘾行为者接触，避免进入引发成瘾行为的场合或情境。

行为替代

对于我们来说，缓解痛苦有很多种方式。有些方式短期有益却长期有害，如喝酒；有些方式短暂快乐但后果严重，如过度购物；但也存在短期快乐却没有消极后果的方式，如体育活动、与人聊天、练习书法、做公益等。

从认知行为疗法的观点来看，如果一个人存在某种需求，这种需求又是合理的，我们就可以选择更为健康、合理和有效的行为方式去解决，用以取代过去使用的有害的行为方式。一旦个体能够通过健康方式获得满足，很自然地，其应用过去有害行为方式的愿望也就降低了。

在成瘾行为的咨询辅导中，咨询师和求助者要一起探索健康、有效的方式，用这样的方式来取代过去有害的成瘾行为。这样健康的方式有很多，求助者只需要观察周围的正常人是如何应对痛苦、烦恼和压力的就知道了。

情绪忍耐

俗话说，"人生不如意十之八九"，意思是不如意是人生常态，人们感到烦恼、沮丧、焦虑等都是人生的正常现象，我们不用去回避它，特别是不用通过成瘾行为的方式来逃避它，我们可以学着接受它、忍耐它。

情绪忍耐的第一个方面是对成瘾行为的渴望的忍耐。咨询师和求助者在咨询室可以通过想象暴露或者现场暴露的方式呈现与成瘾行为相关的刺激物，以激发求助者采取成瘾行为的欲望，然后咨询师让求助者体验自己的欲望，不用采取分心或其他方式降低自己的欲望，求助者每间隔30~60秒就报告一次成瘾行为渴望的强度或难受的程度，咨询师在这个过程中陪伴着求助者，一起等待这份渴望或难受程度下降到非常弱的水平（如果10分为满分的话，需要下降到2分以下）。在这个过程中，咨询师不用说什么安慰或鼓励的话，或者试图降低难受或渴望的方法，咨询师只需要说"我会陪着你熬过这个艰难的时刻"即可。

情绪忍耐的第二个方面是对求助者遭遇各种事情引发的负面情绪的忍

耐，例如，工作不顺利、业绩压力大、经常感到焦虑；又例如，孩子不听话、经常被老师投诉、家长感到烦躁；再例如，学生成绩不理想、被老师批评、被父母抱怨、学习时又看不进书。在如此困顿的时刻，我们要选择接纳自己的情绪，不要用原来的成瘾行为来逃避，不再用酗酒、吸烟、网络成瘾等方式来逃避。当求助者经常能够接纳和忍受这些消极情绪，他们对情绪的忍耐力就会增强，自己也就变得坚强了。

自动思维评价

我们把自动思维部分（即认知）的讨论放在最后并不意味着它在干预中不重要；恰恰相反，它很重要。按照认知行为疗法的观点，认知是行为改变的先导，如果求助者的认知改变了，其成瘾行为就自然可以得到改变。但问题在于求助者要改变认知，需要证据支持，对于陷入成瘾行为中多次戒断失败的求助者来说，就很难找到支持自己可以戒断成瘾行为的证据。因此，我们需要通过情境隔离、行为替代、情绪忍耐的策略向求助者证明，成瘾行为的欲望可以被克制，成瘾行为可以被中止。在提供这些证据的基础上，我们对有关成瘾行为的自动思维（或认知）进行评价就有了说服力。

在应用策略戒除成瘾行为的情境中，我们可以应用概念化识别其自动思维，应用预言验证的方式来干预。例如，小刘感到有点烦，便想玩手机，把自己从烦恼中解脱出来。在这种情况下，假如咨询师让他不要玩手机，而是采取情绪忍耐的策略，小刘很可能会觉得自己忍耐不了。在这里，我们应用概念化技术，明确情境是"心烦想玩但不让玩"（情绪忍耐条件），他的自动思维是"我忍耐不了"。于是，咨询师针对这个自动思维进行讨论，要求他预测自己能够忍耐多久，具体到多少分钟。咨询师应用可能区域技术来讨论最糟糕和最好的可能性，并且讨论怎样能够让自己坚持得更久一些（争取最好）。最后求助者可以通过实际忍耐时间的结果来检验自己的认知是否合乎实际，并通过这样的结果来修正自己的认知。

经过多次的预言验证后，咨询师和求助者可以根据实际结果提出替代的思维（即新认知），并评估其对替代思维的相信程度，当求助者再次面临相同情境的时候，就可以启用替代思维，按照替代思维来思考。一旦求助者应用替代思维，其成瘾行为的欲望和冲动就会降低，这样一来，求助者的成瘾行为就得到抑制。积极的结果回过头来又会强化替代思维，提高了求助者对替代思维的相信程度。

从上面的讨论中我们可以看到，自动思维的评价是与成瘾行为的其他干预措施配套进行的，也是相互促进的，我们在实施情境隔离、行为替代和情绪忍耐策略的过程中进行自动思维评价活动，而自动思维评价的成果又反过来促进这些措施的成功实施。

第**2**章
失眠障碍

2.1 失眠障碍的表现与诊断

　　能吃能睡是一个人身心健康的前提条件。饿了就吃，困了就睡，本是一件非常自然而正常的事情。可在现代社会，无论年龄大小，或老或少，无论性别，或男或女，都面临着巨大的社会生活和学习工作压力。在重大压力面前，吃饭睡觉也就成了问题，变得吃不好饭，睡不好觉。越是吃不好饭睡不好觉，个体就越难以应对社会生活或工作压力，局面就更加糟糕。

　　在这里我们主要讨论睡眠问题，有许多人都表示自己睡不够、睡不好，导致白天状态不佳影响工作学习。我们先给大家看一个案例。

　　文刚，男，48岁，已婚，中学教师。文刚是本市某重点中学高三重点班的班主任，还担任两个班的数学教学任务，工作压力大，总是担心自己工作不好影响学校的升学率。目前睡眠是他最大的问题，睡眠质量太差，睡不好，睡不够，影响到他白天的工作效率和质量，这点在批改作业和备课时非常明显，常常走神，也容易看错等。为了让自己能够睡得好些，他在家里都是自己单独睡，老婆和女儿睡一起，网上介绍的各种有关睡眠的方法都试了，例如，喝牛奶、热水泡脚、适量运动之类，并没有效果。

　　据咨询师了解，文刚先生的书桌在卧室一角，晚上他在书桌前批改作业、备课和看书。他大约会在晚上10点就开始准备上床睡觉，本来犯困了，但他洗漱完躺在床上后，头脑反而会变得清醒，于是他就拿起手机看新闻和短视频，直到午夜12点左右犯困了才入睡。他会在凌晨三四点醒来，醒来后也不容易入睡，头脑比较清醒，这种情况下，他会选择看长篇小说，如《明朝那些事儿》，大约看50分钟再犯困了才又入睡。早上6:30手机闹铃响了，尽管他仍感到困倦，但是必须起来开始一天的生活和工作。像这样的睡眠状况，睡眠时间肯定不够，他会在周末多睡一些时间，睡到上午10点左右醒来。另外，在工作日，他白天在学校里也会经常打盹。

文刚补充说，半夜醒来这种情况也不是每天都发生，一般情况下每周有三四次，有些时候自己实在太累了也能一觉睡到天亮。

看完失眠案例后，我们接下来了解失眠障碍的诊断标准。这里我们给大家介绍美国的DSM-5[①]失眠障碍的诊断标准，具体如下。

第1条 失眠障碍主诉对睡眠的数量或质量不满意，伴有下列一项（或更多）相关症状：

- 入睡困难，儿童可以表现为在没有照料者的干预下入睡困难；
- 维持睡眠困难，其特征表现为频繁地觉醒，或醒后再入睡困难，儿童可以表现为在没有照料者的干预下再入睡困难；
- 早醒，且不能再入睡。

第2条 该睡眠障碍引起有临床意义的痛苦，或导致社交、职业、教育、学业、行为其他重要功能方面的损害。

第3条 每周至少出现三晚睡眠困难。

第4条 至少三个月存在睡眠困难。

第5条 尽管有充足的睡眠机会，仍出现睡眠困难。

---

① 美国精神医学学会.精神障碍诊断与统计手册[M].张道龙，等，译.北京大学出版社，2014:155.

> **第 6 条** 失眠不能用其他睡眠觉醒障碍来更好地解释，也不仅出现在其他睡眠障碍的病情中（如发作性睡病、与呼吸有关的睡眠障碍、昼夜节律睡眠觉醒障碍、异常睡眠）。
>
> **第 7 条** 失眠不能归因于某种物质的生理效应。
>
> **第 8 条** 共存的精神障碍和躯体疾病，不能充分解释失眠。

DSM-5 关于失眠障碍一共有八条标准。

第 1 条是症状标准，失眠的表现形式有入睡困难、维持睡眠困难和早醒三种形式。只要具备一种形式就在临床症状上符合，文刚先生既有入睡困难（他需要花将近 2 小时才能入睡），也有维持睡眠困难（夜里醒来需要约 50 分钟才能入睡）。

第 2 条、第 3 条是严重程度标准，一方面，需要引起痛苦或导致个体社会功能受损，这条标准是精神疾病诊断的通用标准，也就是说，只有一个人的情绪、行为等造成的消极后果达到一定程度才能诊断为心理或精神疾病；另一方面，还要有频率和程度上的要求，即每周至少出现 3 个晚上。文刚先生的睡眠问题已经影响到了他的工作，个人也感到痛苦，另外，睡眠困难每周也有 3~4 次，符合严重程度标准。

第 4 条是病程标准，要求睡眠困难至少 3 个月以上，文刚先生的睡眠困难已经有两年多了，也符合病程标准。

第 5 条至第 8 条是鉴别标准（或排除标准），第 5 条排除因为客观原因导致睡眠时间不足，第 6 条排除其他睡眠障碍原因，第 7 条排除服用或食用某种物质所致，第 8 条排除精神障碍或躯体疾病所致。

有些人会根据自己有失眠症状，例如，入睡困难、早醒之类，并且持续时间也比较长，就觉得自己有失眠障碍。实际上，失眠症状在失眠障碍的诊断中只是基本条件，非常重要的条件是失眠是否会导致社会功能损害，也就是失眠是否会带来日间功能损害。如果存在日间功能损害，我们才能考虑失眠障碍；如果没有日间功能损害，我们就不能考虑失眠障碍。在通常情况下，很多老年人会发现自己睡眠时间减少，入睡困难，也容易早醒，但这些睡眠现象往往不影响这些老年人白天的日常活动和社会功能，也就是没有日间功能损害，因此，不能诊断为失眠障碍。

失眠的日间功能损害往往表现为：

- 疲劳、注意力下降、记忆力下降、精力减退；
- 学习／工作／社交能力下降，学习工作错误增多；
- 情绪波动、易激惹；
- 紧张、头痛、头晕，或与睡眠缺失有关的其他躯体症状；
- 日间思睡，对睡眠过度关注。

诊断失眠障碍的时候，还要和其他的睡眠障碍做区分，以便确定心理咨询能否帮到患者。像下面这些类型的睡眠障碍，通常就不属于心理咨询的范围。

过度嗜睡障碍：自我报告的过度嗜睡；或同一时间内反复睡眠或陷入睡眠之中；每天有超过9小时的睡眠仍然感到休息不好；突然觉醒后难以完全清醒。

发作性睡病：在同一天内反复地、不可抗拒地需要睡眠、陷入睡眠或打盹儿，在过去三个月内，必须每周至少出现三次这种情况。

与呼吸有关的睡眠障碍：主要表现为睡眠过程出现呼吸暂停、呼吸通气量不足。呼吸暂停和通气量不足可以通过多导睡眠图发现。患者夜间可能存在夜间呼吸障碍：打鼾／喘息，或在睡眠时呼吸暂停；或者日间有睡意疲劳，尽管有充足的睡眠机会，但睡眠仍不能让人感到精力充沛。

昼夜节律性睡眠障碍：一种持续或反复睡眠中断模式，这种睡眠中断导致过度有睡意或失眠，或者两者兼有。主要有如下几种情形：

- 延迟睡眠型：延迟睡眠和觉醒时间；
- 不规则睡眠觉醒型：暂时的混乱睡眠—觉醒模式；
- 非24小时睡眠觉醒型：睡眠周期与24小时不同步，每日睡眠时间都推后；
- 倒班工作型：与倒班工作时间表有关，睡眠期失眠或工作期有睡意。

异常睡眠：包括睡行症、夜惊和梦魇的情形。

- 睡行症：睡眠时从床上起来和走动。睡醒时个体面无表情、目不转睛；对他人与其沟通的努力相对无反应；唤醒个体存在极大困难；
- 夜惊：反复发作在睡眠中突然醒来，通常始于惊恐性的尖叫，然后清醒。每次发作时有强烈的恐惧感和自主神经系统的唤醒体征，如瞳孔散大、心动过速、呼吸急促、出汗等。
- 梦魇：反复出现的极端烦躁和能够详细记忆的梦，通常涉及努力避免对生存、安全或躯体完整性的威胁，且一般发生在睡眠期的后半程。从烦躁的梦中觉醒，个体能够迅速恢复定向和警觉。

2.2 失眠障碍的 CBT 解释

2.2.1 失眠障碍的产生

个体的失眠障碍并非与生俱来的，通常是在遭遇社会生活事件之后发生的。如果我们面临一些难以解决的或紧迫的问题，就有可能引发我们的焦虑、紧张和心烦等情绪反应。在这样的情绪反应下，我们的生理系统就处于应激状态，大脑也就处于兴奋状态不容易被抑制。在晚上需要睡眠的时候，我们的大脑依然处于活跃状态，心里面还装着事儿，脑子里还在想这些事情，这样失眠也就出现了。

相关研究者认为，失眠障碍是由易感素质基础（即生理基础）与诱发因素共同作用而产生的。他认为有些人容易罹患失眠障碍，是由于具备相应的素质基础，如高度觉醒、高度反应、先天性睡眠生成系统低下、忧虑或过度思考的倾向等。但仅有这些素质基础还是不够的，还需要诱发因素才导致失眠。诱发因素是指突然出现的应激事件，它与患者易感因素相互作用，导致人们出现短暂性睡眠问题。诱发因素包括各种各样的生活事件，例如，罹患躯体疾病、身体损失、社会环境改变、工作压力增加、睡眠规律改变、睡眠环境改变、睡眠时间改变等。

2.2.2　失眠障碍的维持

如果引发失眠的情形很快消失，也许三五天，也许一两周时间，这些导致失眠的情况就不存在了，个体很自然地也就恢复到原来的睡眠习惯和睡眠规律中，短暂的失眠就不会发展为失眠障碍了。

如果引发失眠的情形不消失，甚至一波未平一波又起，个体就需要很好地应对。个体一方面需要应对外部压力和生活事件，另一方面还需要调整和适应睡眠，确保自己能够维持充足的睡眠。如果应对有效，问题消失或者缓解，引起失眠的情绪和生理反应也就消失了，失眠也就不存在了；有些时候尽管个体能够有效应对，但问题依然会持续一段时间或长期持续，如果个体能调整生活规律、调整睡眠习惯和方式，确保有高质量的睡眠，失眠同样也不会存在。相反，如果个体对问题应对不当导致问题恶化或持续，以及无法采取措施保障充足的睡眠，失眠现象就会持续下去，最终被诊断为失眠障碍。

我们把个体对社会事件的应对先放一边，在这里讨论一下个体对失眠的行为反应在失眠障碍发展和维持中的作用。个体为了应付短暂性失眠、获得更多的睡眠，有时会采取不良的应对策略，正是这些策略导致了睡眠障碍，这些策略主要包括以下几种。

（1）**卧床时间过多**：为了获得充足睡眠或有睡意时立刻睡眠，许多患者会提前上床并推迟起床时间。但是这些行为使得睡眠机会和实际睡眠时间不相符。患者在自己安排的睡眠时间段保持的清醒时间越长，这种不相符的状况就越严重。

（2）**卧室中与睡眠无关的行为增多**：有的患者在卧室中或床上，多会做与睡眠无关的行为，如看书、玩游戏、聊天等，这些活动导致患者处于兴奋状态，从而不利于睡眠所需要的抑制状态，这也就妨碍了睡眠。

（3）**打盹儿**：患者为了弥补夜间睡眠不足，会在工作间隙或其他活动（看电视、乘坐交通工具时）的间隙出现打盹的情况。打盹儿行为虽然是为弥补夜间睡眠不足而产生的，但它又反过来降低了夜间睡眠的必要性。

我们可以用行为主义的经典条件反射和操作条件反射的原理来解释上

述三种方式在失眠障碍中的产生和维持。佩里斯等人[1]认为，卧室中无关睡眠的行为增多，导致了"卧室/床—睡眠"经典条件反射模型失效。如果床/卧室这一刺激与很多行为有关，那么床/卧室与睡眠之间的单一反应产生的可能性就会减少（也就是说，在卧室/床上就不只是意味着睡觉），在床上保持觉醒状态可形成新的经典条件反射（例如，许多人上床就开始看书、玩手机、聊天）。在慢性失眠的情况下，与睡眠相关的暗示与觉醒状态或唤醒反复同时出现，导致与睡眠相关的暗示（床或卧室）可以直接引起唤醒反应。

卧床时间过多，与卧室中无关睡眠的行为增多一样，都可以用"刺激—反应"的经典条件反射来解释。当患者并没有睡眠需要的时候上床，在床上思绪万千或者看书玩手机时，结果必然降低"床—睡眠"之间的联结，这样的结果就是患者躺在床上的时候，睡眠行为不容易发生。

打盹儿对失眠障碍的维持符合操作条件反射的原理。当患者夜间睡眠不足，就会体验到精力不足、效率下降，会特别困；而在打盹儿后，就感到精力和效率提升，不再犯困。这样的后果就强化了患者未来继续采取打盹儿行为来弥补夜间睡眠的不足，故此，有了打盹儿，患者夜间的睡眠需求会降低，失眠障碍也就得以维持。

2.2.3　失眠障碍的认知中介因素

有不良睡眠习惯的个体也不少，如上床后并不立即睡觉反而做许多其他事情、白天打盹等，但他们并没有因为这些行为习惯发展成为失眠障碍。这些不良睡眠行为导致失眠障碍还有认知方面的因素。具体来说，就是社会生活事件影响睡眠和需要更好的睡眠。

社会生活事件影响睡眠。当个体面临长期且重大的社会生活压力时，例如，工作任务繁重、学习任务增加、家庭生活任务增加等，这些任务需要个体投入更多的时间与精力，以更高的效率或更好的状态来应对，这就要求个体有更充足、更高质量的睡眠。但许多个体却因为社会生活压力增

---

① 佩里斯，等. 失眠的认知行为治疗逐次访谈指南 [M]. 张斌，译. 北京：人民卫生出版社，2012：8.

加而导致睡眠质量恶化，反而睡眠时间变少、睡眠质量降低。本章开头提到的个案文刚先生出现失眠障碍就是因为压力增加导致的，文刚先生恰恰是在担任班主任之后出现失眠的。没有做班主任之前，他只是一名优秀的数学老师，因为对工作负责，校长安排他当班主任，后来让他做重点班的班主任，再后来让他一直做高三年级重点班的班主任。为了在做好数学老师的同时还要做好高三年级重点班的班主任，他必须投入更多的时间和精力，需要思考的事情非常多，常常躺在床上脑子还平静不下来。

患者的社会生活压力增加后，他们觉得需要更多、更好的睡眠，否则不足以应对生活的挑战，于是对睡眠更加苛求。他们希望自己倒在床上就能立刻入睡，早上起来就是精力充沛的样子，不允许自己躺在床上不能入睡，不允许早上起来状态欠佳。他们还会想各种各样的办法来增进睡眠质量。当患者躺在床上不能立刻入睡，很自然地就会引发他们的自动思维，如"我必须马上入睡，否则就会影响明天的工作，影响了明天工作的后果不堪设想，有可能被老板辞退，然后自己就可能失业，然后自己没钱还房贷，房子就会被银行收回去拍卖，最后一家人流落街头无家可归……"他们往往会把睡眠质量看得非常重要，把睡得不好的后果想得非常严重。当他们这样想的时候，就会引发焦虑或沮丧的情绪，带着这样的情绪自然更加不容易入睡了。患者会想各种办法来改善睡眠，如文刚先生与妻子分床睡，就是怕影响睡眠，还有喝牛奶、泡脚、适量运动等。当他们这么做的时候，自然是期望能够以此带来更好的睡眠，但结果他们发现这些改善在他们的期望面前都不值一提。

简而言之，社会生活压力增加，需要个体有更好的睡眠质量和更充分的睡眠，但个体应对生活压力的方式不当影响了睡眠，患者对睡眠的苛求，导致睡眠质量和效率下降；睡眠质量下降又反过来降低了个体应对社会生活压力的能力，个体的工作、学习和家庭生活等变得更加糟糕。

时间一久，患者就会把注意力从生活事件（即问题情境）转移到失眠障碍上，他们通常会认为，只要自己的失眠问题能够解决，生活中其他问题也就能够得到解决，或者认为失眠问题是他们生活中最重要的问题，其他问题已经无足轻重了。这种把注意力从生活事件转移到失眠症状上的表现，应用了两个心理策略：患者认为因为有失眠症状，因此自己不能有效应对生活中的问题，这是合理化策略的应用；患者把精力放在失眠症状上面，也就回避了自己无法解决的生活事件问题，这是回避策略的应用。

2.3 失眠障碍的治疗原理

2.3.1 睡眠行为条件联系

根据经典条件反射"刺激—反应"模型，一个刺激可以诱发多个反应。在简单的条件反射过程中，刺激可能只产生一个匹配的反应；而在复杂的条件反射中，一个刺激可能产生多个不同的反应。

这个机制也用于解释失眠问题。与睡眠有关的线索（如床／卧室），如果只与睡眠相联系，个体在受到床、卧室等刺激时，就会产生睡意和睡眠行为。如果在上述情景中经常做一些导致兴奋的行为，如读书、玩游戏、聊天等，则可能出现床／卧室等刺激引发矛盾的行为，一方面是大脑抑制状态的睡眠行为，另一方面是大脑兴奋的非睡眠行为（读书、聊天等）。

这个机制也可以用于治疗失眠问题，如果我们把"卧室／床"只与"睡眠行为"联系在一起的话，经过多次联系，个体进入卧室或上床以后就会有睡意，就更容易入睡了。这个做法被称为**刺激控制疗法**（Stimulus Control Therapy，SCT），它是 20 世纪 70 年代初被提出来的。这个方法的核心就是限制患者在卧室／床上的行为，让卧室和床只与睡眠（或性生活）相联系，所有与睡眠无关的行为都不能在这里发生。

按照"卧室／床—睡眠"条件联系的观点，患者上床后就需要有睡意，如果患者上床后没有睡意，头脑反而比较清醒，这样就不利于"卧室／床—睡眠"条件联系的形成和巩固，我们就应当避免这样的情形出现，睡眠限制疗法（Sleep Restriction Therapy，SRT）和睡眠压缩疗法都是为了实现这个目的而提出来的。这两种方法的目的都是患者在有睡意的情况下才上床，这样当患者躺在床上的时候就更容易入睡，他们的具体做法是限制在床时间（time in bed，TIB，就是躺在床上的时间），减少患者在床上等待入睡的时间。睡眠限制疗法是以患者的实际睡眠时间（在床时间减去床上清醒时间）为基础，逐步增加在床时间的方式；而睡眠压缩疗法则相反，是逐步缩减在床时间的方式。

我们举一个例子来说明。文刚先生工作日每天 6:30 起床，晚上 10:20 上床，大约 12:00 入睡，凌晨醒来后有 50 分钟的清醒时间。根据这个数据我们就可以得到文刚先生的在床时间为晚 10:20 至次日 6:30，共 8 小时 10 分钟，睡眠时间需要减去入眠前清醒时间（10:20-12:00）和夜间醒来（50 分钟）两个时段（150 分钟），为 5 小时 40 分钟。

如果按照睡眠限制疗法，需要以实际睡眠时间为基础逐渐增加在床时间（不得低于 4.5 小时），文刚先生实际睡眠时间是 3 小时 40 分钟，不到规定的 4.5 小时以上，因此我们要以 4.5 小时的睡眠时间为起点。也就是说，我们依然以 6:30 为起床时间的话，患者只能提前 4.5 小时的时间入睡，也就是说患者只能在次日 2:00 上床睡觉。在 2:00 之前不能睡觉，也不能上床。之后逐步延长在床时间，下一步可以提前到 1:30 上床，再下一步提前到 1:00 上床，最终达到预期目标。

如果按照睡眠压缩方法就是，起床时间和限制疗法是相同的，不同的是上床时间，患者需要逐步推迟上床时间，通常以 15 分钟为上床时间变化标准。文刚先生早上 6:30 起床的时间不变，他要改变的是上床时间，需要从现有上床时间推迟 15 分钟上床，即晚上 10:20 上床推迟到 10:35 上床，坚持 5~7 天后，再将上床时间推迟 15 分钟，即 10:50 上床，如此进行下去直到达到预期目标。

2.3.2 失眠障碍的认知矫正

前面的讨论只是涉及情境 / 刺激与睡眠行为之间的联系，没有讨论认知在其中的作用，按照认知行为疗法的观点，认知是情境 / 刺激与行为的中介，即认知处于二者之间，对行为结果起着调节作用。如果把认知考虑进来，情境 / 刺激与睡眠行为之间的关系就变成"情境 / 刺激—认知—睡眠行为"了。在这个模型中，认知对情境和刺激的解读在很大程度上影响行为反应结果。

自动思维矫正

上述模型在亚伦·贝克的认知疗法模式中，行为反应部分被拓展为包括情绪反应、行为反应和生理反应三种类型反应的模型，即"情境/刺激—自动思维（认知）—反应（情绪/行为/生理）"。在这个模型里，某种情境或某个刺激，经由认知可能产生情绪体验、行为反应和生理变化。

回到失眠障碍上，我们用贝克的认知疗法模型来分析失眠障碍中认知的作用（见图2-1）。患者面临社会生活事件，即面临社会生活中的各种压力或改变，引发患者的认知（自动思维1），例如，压力太大、任务太艰巨、完不成任务后果很严重等，在这些认知的影响下，患者产生焦虑或其他情绪，同时体验到与焦虑情绪相应的生理变化，例如，大脑持续处于兴奋活跃的状态。这样反应的结果就是当患者准备睡眠的时候，发现自己因为焦虑及其生理变化而无法入睡，对于这种情境，患者接着就产生了第二个认知（自动思维2），例如，"我失眠了""我睡不着了""我必须睡着，否则就会影响我明天的工作"等，在这样的认知影响下，患者就变得更加焦虑，大脑也就更加兴奋，也就更不容易睡着了。

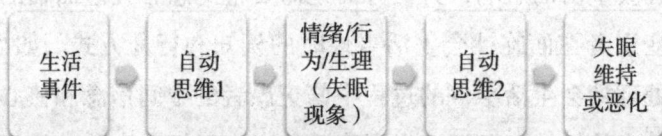

生活事件 ▶ 自动思维1 ▶ 情绪/行为/生理（失眠现象） ▶ 自动思维2 ▶ 失眠维持或恶化

图 2-1　失眠障碍的认知中介作用

在这个模型中，如果患者能够处理自动思维2，也就是当出现无法入睡（或者早醒、维持睡眠困难）的情形的时候，能够调整认知（自动思维2），不要进行消极暗示，不要要求自己必须睡着，这样就不会增加焦虑，也就更容易入睡。另外，我们还可以处理患者的自动思维1，也就是当患者面临生活事件的时候，调整认知（自动思维1），不用对面临的任务有消极预期和过高的自我要求，能够拿得起放得下，这样自然就不会总是处于焦虑之中，到睡觉的时候也就能睡着了。一般而言，患者前来治疗的时候已经处于失眠状态中，自动思维2的处理更为迫切些，处理好自动思维2就能迅速改善失眠症状。在失眠症状改善的情况下，再讨论自动思维1，调整患者对生活事件的认知，从根本上消除失眠障碍的诱因。

补偿策略修正

患者面临的社会生活压力得以持续甚至恶化，与患者的应对方式有关，如果患者能够采取有效的措施，面临的压力就会得到缓解。

心理咨询师不仅要帮助患者应对失眠障碍，还需要帮助患者应对当前面临的社会生活事件，通过调整患者的认知观念（中间信念）和行为方式，缓解患者所面临的社会生活压力。在应对生活事件过程中，我们要检验旧信念（功能失调性假设），形成新信念和新的行为方式，最终解决患者所面临的生活事件问题。

2.4 失眠障碍的咨询方案

2.4.1 失眠障碍的咨询目标

失眠障碍的咨询目标一方面应当是缓解失眠障碍的症状，降低失眠障碍对患者社会生活的影响；另一方面还需要帮助患者处理面临的社会生活事件，改变患者在面临社会生活事件时的认知和行为方式。如果有必要，还可以在处理社会生活事件的过程中修正患者的中间信念和核心信念，实现治标与治本的结合。我们把失眠障碍的咨询目标分为基础目标和高阶目标两个层级，基础目标主要是针对失眠症状，它是治标，这是必须实现的目标；高阶目标是针对引发患者社会生活事件压力的深层原因（中间信念和核心信念），它是治本，这是可选目标。失眠障碍的心理咨询目标要完成到哪一步，还需要与患者协商一致。

失眠障碍咨询基础目标：

- 增加有效睡眠时间到 6.5 小时以上；
- 提升睡眠效率达到 85% 以上；
- 恢复正常精力水平，有足够精力处理日间任务；
- 缓解因失眠引起的焦虑或其他情绪状态；

- 修正睡眠症状中的歪曲认知；
- 改变不良睡眠行为习惯，养成良好的睡眠习惯。

失眠障碍咨询的高阶目标：

- 应对引发失眠障碍的生活事件，掌握解决问题的策略；
- 学习并掌握应对生活事件的技能（问题解决技能、决策技巧、沟通技能、社交技能、自信表达技能）；
- 修正适应不良假设，改变应对问题的方式，学会直面问题和解决问题；
- 建立正性核心信念；
- 处理童年创伤经验；
- 树立积极乐观的人生态度和行为倾向；
- 减少复发 / 再发的风险，获得预防复发的技能。

上面所列这些目标为一般性的说明，咨询师在给失眠患者制定咨询目标时，应当根据患者存在的症状，选取其中某些条目作为目标。另外，这些条目只是一般性的、方向性的表述，如果有可能，咨询师可以在这些条目的基础上增加一些数量上的表达，让它变得更加具体、可测量，这也便于我们评价咨询目标能否实现。

2.4.2　失眠障碍的咨询计划

下面提供的失眠障碍的咨询计划包括失眠障碍的基础目标和高阶目标的内容，就是包含自动思维、中间信念和核心信念三个阶段的咨询安排。失眠咨询计划以小节为单位进行规划，每小节大致有 2~3 次会谈时间。

第 1 小节：评估诊断与心理教育

心理咨询始于对患者症状的评估和诊断，判断患者是否属于失眠障碍，以及是否属于认知行为疗法的范围。在确定患者为失眠障碍并且能够应用认知行为疗法的情况下，与患者协商咨询目标，解释失眠障碍的原因和治疗原理，对患者进行有关失眠障碍的卫生教育。此外，为了获取患者睡眠情况的基础资料，咨询师需要在开始实际干预之前获取失眠状况的具体数据。通常的做法是安排患者填写睡眠日记，如匹兹堡睡眠日记。

对于失眠，认知行为疗法的治疗范围：并不是所有的睡眠障碍都适合心理治疗（包括认知行为疗法），从心身医学的观点看，有些疾病是生物因素引起的，有些疾病则是心理因素和社会因素引起的。前者应用药物治疗的方式更合适一些，后者应用心理治疗则会有更好的效果。如果患者同时存在心理问题和躯体症状，这二者之间谁是因、谁是果？既有可能躯体疾病是因，也有可能心理因素是因。这需要根据医学知识进行区分。咨询师不能认为所有希望得到失眠治疗的患者都是有明确诊断的，失眠完全可能是内因性睡眠障碍（而非失眠）、躯体疾病和精神疾病的一部分。因此重点在于咨询师能否对患者是否适合认知行为疗法做出判断。可能会同意及适合认知行为疗法的失眠患者主要包括如下人群。

- 入睡困难，或睡眠持续困难；
- 汇报以下一项或多项（符合睡眠限制和刺激控制疗法的行为）：规律地增加睡眠的机会，以弥补失去的睡眠；在清醒时延长卧床的时间；在卧室中从事除睡觉之外的活动；
- 条件性觉醒证据，例如，汇报在家之外的地方，会在入睡时突然惊醒，和睡得更好；
- 睡眠卫生知识不足的证据，有降低睡眠倾向的行为，如食用酒精作为安眠药，或在夜间使用兴奋剂。

第2小节与第3小节：睡眠习惯建立与认知修正

应用条件反射原理建立"卧室／床—睡眠行为"的条件联系，修正与睡眠相关的自动思维，有助于患者重建良好睡眠习惯。在这个环节中，咨询师要求患者只能在卧室／床上进行睡眠，不能在其他地方（如沙发或者书桌等）睡眠，患者也不能在卧室特别是床上做睡眠以外的其他事情，如玩手机、看书等。这些要求的目的就是为了保证睡眠只与卧室/床产生联结。除此之外，为了提高睡眠质量、提升睡眠效率（睡眠时间与在床时间之比）、降低入睡困难和维持睡眠困难，咨询师会采取睡眠限制的方法，就是在确定起床时间的前提下限制上床时间，通过逐步增加或减少在床时间的方法来提升睡眠效率、提高睡眠质量。在认知干预的部分，咨询师主要处理患者与睡眠相关的自动思维和行为反应，帮助患者更好地配合进行睡眠习惯的调整与改善。

第 4 小节与第 5 小节：生活事件应对与补偿策略修正

咨询师和患者讨论当前面临的重要社会生活事件，它可能是工作压力，或者是学习压力，或者是婚姻问题，或者是亲子教育，正是对这些事情的应对不当导致社会生活压力持续甚至恶化。在失眠症状得到相当程度的缓解的情况下，咨询双方可以把会谈的重点转移到社会生活压力上来。

讨论社会生活压力时，咨询师主要应用自动思维阶段技术来调整患者的认知，改善患者的情绪，调整患者的行为应对方法，改善社会生活事件的处理结果，使得问题向好的方面转化。一旦当前的社会生活事件能够得到较好的应对和处理，患者失眠障碍的诱因也就能得以消除。

如果咨询双方协商一致，愿意继续处理深层信念，以达到治本的目标，心理咨询师就可以把咨询重点从失眠障碍转移到社会生活事件上，探究患者在社会生活事件中的自动思维和行为反应背后的中间信念和核心信念。

咨询师通过箭头向下技术等方式识别患者的中间信念，找出患者功能失调性假设（即消极假设），针对假设进行认知干预、行为试验等，最终提出新的假设，并在新假设的指导下尝试新的行为方式，最终形成新的行为模式。在这个过程中，患者可能缺乏相关行为技能，咨询师就有必要传授相应的方法和技能，如问题解决技能、沟通技能、社交技能、自信技能、情绪表达技能等。

第 6 小节至第 8 小节：核心信念修正与重建

在中间信念取得进展的情况下，咨询师可以和患者探究核心信念，通过箭头向下技术等方法识别患者的核心信念，并结合患者的成长经验和当下现实生活中的表现，向患者说明其核心信念的来源和具体内容，对患者进行心理教育。

然后，应用核心信念阶段的认知技术，修正患者原有的负性核心信念，在累积证据的基础上，提出新的适应性的正性核心信念，在正性核心信念的指引下进行行为试验和行为表演，用行为试验和表演的结果来巩固新的核心信念。当患者对新的正性核心信念的相信程度处于高水平的时候，咨询师可以与患者探索父母对其童年生活的影响，探索个人成长经历与情感表达，接纳并认可不完美的童年、父母和现在的自己，处理负性的童年经验，与童年的父母和解，并改善与当下父母的关系。最终，患者在正性核心信念的影响下，发展出积极的认知态度和行为倾向，具有健康的人格。

2.5　失眠障碍的咨询技术

2.5.1　睡眠心理教育

帮助患者了解与睡眠有关的科学知识和失眠的具体原因，有助于增强患者对于失眠障碍的认识，缓解患者对于失眠障碍的焦虑，也有利于咨询双方互相配合实施有关心理干预措施。在这里我们主要介绍两个方面的内容：第一，睡眠需求及其原理；第二，失眠的原因及其维持。

睡眠需求与及其原理

（1）睡眠是本能

睡眠和饮食一样，也是人的基本需求。你每天都需要吃饭，每天也都需要睡觉。我们通过吃饭和睡觉积蓄能量，以应对明天的活动。

这个简单的道理就说明，一般情况下我们并不存在睡眠的问题。因为我们的本能要求我们去睡觉。如果一个人发生睡眠的减少，那一定是出了什么问题。通过前面的叙述我们可以知道，引发睡眠减少的原因可能来自于多个方面：①躯体疾病所致：患者罹患某些躯体疾病，使得患者的睡眠需求减少，或者睡眠发生紊乱；②精神障碍所致：患者罹患某些精神障碍（如抑郁症），也可能使患者的睡眠需求发生改变；③精神活性物质所致：患者服用某些精神活性物质（如咖啡因），也会导致患者的睡眠需求发生变化；④心理社会因素：患者的社会生活事件减少，也会导致睡眠需求减少。

（2）睡眠平衡原理

在正常情况下，患者对睡眠的需求遵循平衡的原理。也就是说，个体白天活动量大、强度要求高，则精力/体力消耗大幅度增加，个体对睡眠的需求相应也要增加。一旦睡眠的需求增加，个体的睡眠时间和睡眠质量就会更高。这样可以做到睡眠积累能量支出与收入的平衡。我们在生活中可以看到每天很忙碌的人往往睡眠效果更好、入睡时间更快，而生活比较悠闲没有什么事情的人往往睡眠质量不高，或者睡眠时间短。从这个角度看，老年人的睡眠时间少可能跟睡眠需求少有关系。

睡眠平衡可以是24小时内达到平衡，也可以是数天内达到一个平衡。这句话的意思就是，如果你今天早上起来发现自己并没有睡够，很有可能你会在白天补觉，如打瞌睡。如果你今天并没有时间或者机会补睡，明天也没有机会补睡，你的睡眠就产生了负债，你会在接下来的几天之内寻找机会，你会睡得更好，把欠缺的睡眠补回来，从而实现睡眠的平衡。

（3）生物周期原理

正如我们前面所说，睡眠和饮食是一样的，都是人的基本需求，也是一种周期性的需求。我们每隔一段时间就需要睡眠，如同每隔一段时间就需要吃饭一样。长期下来，我们就形成以24小时为周期的生物节律。经过多年的进化和生活习惯的养成，我们会形成晚上睡觉白天活动的习惯，在特定时间点入睡和特定时间点醒来，这就是我们所说的生物节律。形成生物节律以后，我们每天到某个时间点就有入睡的愿望，到某个时间点就会自然醒来。

失眠发生和维持的原因

除了前面提到的躯体疾病、精神障碍和活性物质的使用导致睡眠问题以外，患者面临的社会生活事件也是失眠发生的重要原因。导致失眠得以维持的心理因素主要有两个方面：其一，患者不当的行为应对（即睡眠行为）使得失眠得以继续甚至恶化；其二，患者对睡眠的过分关注，以及对有关认知的歪曲也妨碍了失眠症状的好转。

（1）不当睡眠行为的原因

为了弥补睡眠的不足，患者通常会采取补睡的方式来达到睡眠的平衡。常见的补睡有白天打瞌睡、比预定时间晚起床、提前上床争取更多的睡眠时间等。这些做法虽然在短期内（一天或数天）维持了睡眠的平衡，但长期来讲，这种做法破坏了睡眠的生物节律：患者在不该睡觉的时候睡觉，在该睡觉的时候就不太容易睡着了。

患者抓住各种机会在各种地方睡觉，不利于形成床／卧室与睡眠的条件反射联结。一般来说，如果我们只在床上／卧室睡觉的话，或者在床上／卧室我们都只睡觉的话，我们就很容易形成床／卧室和睡眠的联结。一旦形成床／卧室和睡眠的条件联结，我们一到床上就想睡觉了，更容易进入睡眠状态。

例如，患者在沙发上或者其他地方睡觉，在卧室里看书、玩游戏、吃东西等，这些行为都破坏了床／卧室与睡眠的条件联结。这是因为沙发上可以看电视、谈话和聊天，同时你也睡觉，这就使得沙发与多个行为之间的联系变得更加混乱；如果你经常在沙发上睡觉，也许会形成沙发与睡眠之间的条件联结。

如果你在卧室里除了睡觉，还看书、游戏和玩，这样一来，卧室就与多个行为之间的联系也变得比较混乱。如果你提早上床等待睡眠，在睡不着的时候做各种各样的事情，这样的事情做多了，其结果就是你需要睡觉的时候可能会变得比较清醒，不太容易睡着。

若你有上面两种情况，就会出现你在沙发上的时候特别有睡意，一到卧室里就变得清醒了的情况。之所以形成这样的局面，就是因为你有上述两类行为。

（2）有关睡眠的歪曲观念

患者的失眠得以持续后，失眠就成为患者生活中特别关注的问题。患者对于睡眠的认知观念会影响或恶化睡眠问题。例如，患者对睡不着的焦虑、对睡好觉重要性的特别强调、对睡眠质量的苛求、对睡眠行为的过分关注等都会强化失眠的行为，使得自己更不容易睡着。

2.5.2　睡眠卫生教育

睡眠卫生教育是指给患者一些有关良好睡眠习惯的知识普及，让患者了解有关睡眠卫生的知识，这将有助于患者形成良好的睡眠习惯，减少失眠现象的发生。睡眠卫生教育是认知行为疗法治疗失眠时必不可少的一个部分。

睡眠卫生教育的方式就是：给患者呈现睡眠卫生教育的知识清单，并对清单中的条目的相关内容进行讲解，邀请患者根据其意愿选择实施某些项目。在实施项目的过程中，邀请患者不用在意实施项目的效果，避免因过度关注睡眠效果而起到相反的作用。患者只需要知道这些项目是有效的并能够照做，总体上来说对促进睡眠就会有所帮助。

睡眠卫生教育的项目实际上可以分为四个类别：睡眠环境要求、避免妨碍睡眠的行为、促进睡眠的行为与睡眠行为（见表2-1）。选择项目实施时，建议先安排实施睡眠行为的相关项目，尽量避免妨碍睡眠的行为项目，然后做促进睡眠行为项目。

表 2-1　睡眠卫生教育项目类别

类别	条目
睡眠环境要求	卧室不受光线和声音干扰、夜间温度适宜
妨碍睡眠的行为	避免空腹上床；避免过度喝饮料，少喝咖啡类饮品，避免饮酒、吸烟；别把问题带到床上；避免看到闹钟
促进睡眠的行为	规律进餐；规律锻炼
睡眠行为	限制在床时间，规律作息；每天同一时间起床；不要在不困的时候试图入睡；避免白天打盹

睡眠卫生教育指南

● 限制在床时间，规律作息

限制在床时间，能帮助你整合和加深睡眠，在床上花费过多时间会导致片段睡眠和浅睡眠，不管你睡了多久，第二天规律地起床。

●每天同一时刻起床，周末也如此

早上同一时间起床，会带来晚上同一时刻就寝，能帮助建立生物钟。

●规律锻炼和时间合理

制定锻炼时刻表，锻炼能帮助减轻入睡困难并加深睡眠。但不要在睡前三小时进行体育锻炼。

●确保你的卧室很舒适，并且不受光线和声音的干扰

舒适安静的睡眠环境，能帮助减少夜间觉醒的可能性。铺上地毯、拉上窗帘、关上门，都会对睡眠有帮助。

●确保你的卧室夜间温度适宜

睡眠环境过冷或过热可能会影响睡眠。

●规律进餐，不空腹上床

饥饿可能会影响睡眠，睡前进食少量零食能帮助入睡，但避免吃过于油腻或难消化的食物。

●夜间避免过度饮用饮料

为了避免夜间尿频而起床上厕所，应避免就寝前喝太多饮料。

●减少所有咖啡类饮品摄入

含咖啡因的饮料和食物（如咖啡、茶、可乐、巧克力）会引起入睡困难、夜间觉醒及浅睡眠。即使是更早饮用，也会影响夜间的睡眠。

●避免饮酒，尤其夜间

尽管饮酒能帮助紧张的人更容易入睡，但之后会引起夜间觉醒。

●吸烟可能影响睡眠

烟草中的尼古丁是一种兴奋剂，尽量不要夜间吸烟。

●别把问题带到床上

晚上要在早些时候解决自己当天的问题或制订第二天的计划。烦恼会干扰入睡，并导致浅睡眠。

●不要在不困的时候试图入睡

这样只能将问题变得更糟。相反，打开灯离开卧室，做一些不同的事

情（如读书），但不要做兴奋性的活动，只有当你感到困倦时才能上床。

● 把闹钟放到床下或转移它，不要看到。

反复看时间会引起挫败感、愤怒和担心，这些情绪会干扰睡眠。

● 避免白天打盹。

白天保持清醒状态，会有助于夜间睡眠。

2.5.3 刺激控制法

根据经典条件反射"刺激—反应"模型，一个刺激可以诱发多个反应。在简单的条件反射过程中，一个刺激只有一个匹配的反应；在复杂的条件反应中，一个刺激可能存在多个不同的反应。在失眠障碍的治疗中，我们需要做的事情就是将睡眠与睡眠有关的场所（卧室/床）联系起来。

具体要求就是只有在睡觉的时候才上床，在床上的时候只睡觉，在其他地方如沙发、课桌、公交车上等都不能睡觉。刺激控制疗法就是根据经典条件反射原理而设计的。这个疗法的目的就是为了限制卧室/床的刺激与非睡眠行为的联系。

刺激控制法的典型指令包括：

● 避免提前上床，要困倦时才能上床（可以结合睡眠压缩的思想）；

● 避免在卧室以外的地方（如沙发）打盹，睡觉需到床上去；

● 避免在卧室做其他事情，卧室/床只用来睡觉；

● 每天固定时间起床，避免晚起床；

● 避免白天打盹，非睡眠时间不能睡觉，保持清醒状态，尽管困难，也要尽量坚持；

● 如果醒来实在不能入睡（超过15分钟），就起床并离开卧室，待有睡意再次上床入睡。

在这个部分操作层面，主要以行为试验的方式进行，下面是主要的行为试验项目。

对于上述指令，咨询师可以根据患者的意愿选择若干项目来实施。在行为试验之前，让患者说出自己的担忧内容（即自动思维），然后通过多次的实验来检验其想法是否正确。关于第 6 条，有的咨询师认为过于关注时钟可能会增加烦恼，因此要求患者不用严格要求醒来 15 分钟后离开床，而是鼓励患者在感到头脑清醒或觉得睡不着，以及脑子不能安静下来的时候，离开卧室，不用一个精准时间长度来确定。

按照刺激控制法的要求，患者不能提前上床等待睡意来临。这些方式看起来是合理的，表面上获得了一些时间，实际上它破坏了卧室／床与睡眠的条件联系，导致患者在卧室／床上不容易产生睡意和睡眠行为。

在实施刺激控制的初期，患者的实际睡眠时间会比平时少，这是非常正常的现象，也是好现象。这是因为睡眠时间减少，就会导致患者睡眠需求的增加，他们会在上床的时候更有睡意，更容易睡得着。也就是说，患者睡眠时间减少和睡意增加就是疗法起作用的证据。只要坚持进行刺激控制一段时间，患者在卧室里和床上的时候就更容易睡着了。

需要提示的是，刺激控制疗法对一般人群来说有良好的耐受性，但患有躁狂症、癫痫、异态睡眠症和伴有跌倒风险的患者应谨慎运用，对这些患者而言，此疗法可能会带来其他问题。

2.5.4 睡眠限制法

有些患者提早上床要花很长时间才能入眠，还有的患者半夜醒来后迟迟不能入睡，其结果就是患者在床时间（躺在床上的时间）与睡眠时间（实际睡着的时间）相差太大。要想解决这个问题，我们可以按照前面的刺激控制方法，只在有睡意的时候才上床，这样做的结果就是患者可能需要反复上床下床。

睡眠限制的方法则是另辟蹊径，通过压缩在床时间来解决这个问题。睡眠限制疗法的核心思想是尽可能让在床时间与睡眠时间吻合，以提升睡眠的效率。限制患者的在床时间将使得患者的睡眠需求增加，患者在床上就更容易入睡并睡得更好。

当患者能够维持高睡眠效率时，也就是患者在床上容易处于睡眠状态，这就意味着患者建立了床与睡眠的条件连接。一旦建立这样的条件连接，我们再增加在床时间，患者就能获得更多的睡眠。通过逐步增加睡眠时间，患者的睡眠就得到改善，并最终解决了失眠的问题。

实施这个疗法，患者的初始反应会是这样的：由于入睡时间推迟还要定时起床且不能补觉，有时就会出现轻到中度的睡眠不足，这个效果其实是我们期望的。患者出现睡眠不足的时候，其下一夜的睡眠需求就会显著增加，这会使得患者的睡眠更为稳定、入睡更快，且更长时间停留在睡眠中。随着睡眠效率的提高，我们再指导患者逐步增加在床时间。

实施睡眠限制疗法看似比较矛盾：①患者报告没有足够的睡眠，结果咨询师却还要限制其睡眠时间，这主要是为了提高睡眠质量而采取的措施（减少入睡清醒和半夜清醒的时间）；②在治疗过程中，患者发现很难保持觉醒状态到规定的时间，这对提出睡眠困难的患者而言，即使不是自相矛盾，也稍微有点滑稽。

咨询师在向患者介绍睡眠限制时需要向患者说明，实施睡眠压缩的初期，患者的睡眠状况会变得更加恶化，因为比过去睡得更少。正是因为睡眠时间少，患者睡眠需求和睡眠的意愿增加，使得患者更容易入睡，也就是说，可以提高睡眠效率。尽管短期可能痛苦，长期来讲实施睡眠压缩可以使得患者收获更多的睡眠时间，具有长期的收益。

睡眠限制疗法的操作步骤如下。

（1）**通过睡眠监测了解患者的在床时间**（从上床入睡到早上起床之间的时间）和**睡眠时间**（在床时间减去床上清醒的时间），需要坚持统计一周的睡眠情况。睡眠监测完成后，就可以开始睡眠限制。

（2）**确定起床时间和入睡时间**。为了养成定时起床的习惯，睡眠限制一般采取固定起床时间、调整入睡时间的方式。当然，也可以采取固定入睡时间、调整起床时间的方式，只是这样做会带来生物节律昼夜改变的不良结果。睡眠限制的起始时间为患者平均的睡眠时间。一般而言，起步的睡眠限制时间不应少于 4.5 小时。如果确定早上 7:00 起床，就可以根据睡眠时间推算出入睡时间。如患者平均睡眠时间为 5 小时，如果早上 7:00 起床的话，那么患者需要在凌晨 2:00 入睡。

（3）**开始睡眠限制**。患者需要按照计划的时间入睡，即只有等到凌晨

2:00才能入睡，不论这之前有多疲倦和困顿都不能入睡。到了早上7:00，患者必须起床，无论这时候自己睡得多香、多么希望多睡一会儿。

对于早早上床等待睡意来临的患者来说，要坚持到凌晨2:00入睡是一个非常大的挑战，其往往需要想尽各种办法来保持觉醒状态。睡眠限制是否成功，在上床睡觉之前保持觉醒状态非常重要，如果上床之前打瞌睡的话，效果就会受到影响。为了减少睡眠限制对次日活动的影响，最好选择休息日开始实施睡眠限制方法。

（4）**根据每周执行效果，确定下周是否延长睡眠时间**。睡眠限制往往采取"滴定"的方式进行，就是每次睡眠时间变更以15分钟为间距进行调整。假定睡眠日志显示，前一周内患者的睡眠时间是有效的，即90%或更多的在床时间处于睡眠状态，也就是清醒时间的占比在10%以下，下一周可以提前15分钟上床睡觉（即增加15分钟睡眠时间）。

需要说明的是，患者的有效睡眠时间需要达到多少的时候才能调整"滴定"并没有人对此进行系统研究，这只是一个经验值，供大家在实践中参考。一般而言，当患者一周内有90%的有效睡眠时，允许患者增加15分钟；85%~90%时，不能增加时间；85%以下时，需要减少15分钟时间。

（5）**治疗过程中不断重复第四步**，通过"睡眠滴定"逐渐增加患者睡眠时间，直到患者的睡眠时间无法继续增加为止，即患者的有效睡眠稳定在85%~90%。

此外，睡眠限制疗法可能禁用于躁狂病史、癫痫、异态睡眠症、阻塞性睡眠呼吸暂停症和有跌倒风险的患者。

2.5.5 睡眠压缩法

睡眠限制是采取逐步增加睡眠时间的方式来进行的，这种方式在实施初期，患者睡眠的损失特别严重，导致晚上睡前需求特别强烈，也就更容易建立床与睡眠之间的条件联系。还有一种方法与睡眠限制类似，就是睡眠压缩的方法。

睡眠压缩法是通过逐步缩短在床时间来实现的。这种做法与睡眠限制实施的效果不同：①它比较温和，初期缩短在床时间比较短，睡眠损失较少，日间功能较少；②由于睡眠需求增加并不多，导致夜间建立卧室/床与睡眠的条件联系更困难一些，因此，需要更多的时间。

睡眠压缩与睡眠限制的方法类似，只不过是一种以相反的方式进行睡眠"滴定"。以当前在床时间为基础，每周固定减少在床时间，直到在床时间达到睡眠时间为止。

具体操作方法如下。

（1）**和睡眠限制疗法一样，通过睡眠监测了解患者的睡眠情况，并计算出一周的平均在床时间和睡眠时间。**

（2）**这一步和睡眠限制方法有相同也有不同的地方。**相同的地方就是，两者都需要确定上床和起床时间，且一般都采取固定的起床时间、调整入睡时间的方式来实现；不同的地方是初始睡眠时间不同，睡眠限制疗法是从最少在床时间（即等于平均睡眠时间）开始，根据执行效果逐步增加在床时间。睡眠压缩方法则是从相反的方向进行，从现有在床时间开始，每周等距减少在床时间，直到与平均睡眠时间相等为止。

例如，某患者在床时间为 8 小时，而睡眠时间只有 5.5 小时，确定早上 7:00 起床。睡眠压缩方法通常采取 5 周到位的方式进行。也就是说，每周睡眠向下"滴定"的时间为在床时间减去睡眠时间，然后除以 5 周，得到每周睡眠"滴定"时间数。在这个例子中，（8-5.5)/5=0.5 小时，即每周在床时间向下减少 0.5 小时。

（3）**开始睡眠限制。**患者需要按照计划的时间入睡。由于患者确定为早上 7:00 起床，而且开始睡眠限制时需要向下减少 30 分钟，因此，在床时间确定为 7 小时 30 分钟。因此，患者需要在晚上 11:30 入睡，早上 7:00 起床。

在这里，患者的挑战和睡眠限制法是相同的，他们都需要保证在上床之前处于清醒状态，避免打瞌睡，这对睡眠压缩法的成功实施非常重要。另外由于睡眠压缩会影响次日的活动，建议从休息日开始实施比较合适。

（4）**继续实施睡眠限制。**在接下来的周期（一周时间），每周向下"滴定"30 分钟，即第二周患者需要晚上 12:00 才能入睡，第三周要晚上 12:30 才能入睡，第四周凌晨 1:00 才能入睡，第五周在凌晨 1:30 才能入睡。

这里需要说明的是，患者干预初期在床 8 小时，平均只有 5.5 小时睡眠时间。随着治疗的进展，患者在床时间会减少，同时睡眠时间也会增加。因此，一般情况下，我们不会执行到第五周晚上 1:30 入睡的标准，通常采取的标准是如果在第五周前患者已经达到 85%~90% 的睡眠效率，向下"滴定"的过程可以停止。也就是说，如果患者在第三周的在床时间为 6.5 小时的情况下，睡眠时间达到 5.85 小时以上的话，向下"滴定"就可以中止了。

第**3**章
拖延症

3.1　拖延症的表现与诊断

3.1.1　拖延症的表现

"拖延症"是一个通俗的说法，主要表达了拖延给人们的工作生活带来严重的影响，像患病一样。但是"拖延症"并不是一个医学名词，或者说疾病名称，在精神疾病诊断疾病名称目录里并没有"拖延症"这个疾病，当然也就没有某种药物可以治疗拖延症了。

拖延问题的确很普遍，也给个人的学习、工作和生活带来消极影响，值得我们加以重视和解决。从认知行为疗法的角度说，拖延症的本质是行为，用拖延行为来表述拖延症其实更为合适一些。本书为了照顾大家的习惯和表述的需要，有时会交替使用拖延症和拖延行为两个词。为了说明拖延的具体表现，先给大家呈现两个案例。

个案1　截止日期前提交财务分析报告

艳红最近因为公司的季度财务结算的书面分析报告一事而陷入了烦恼，她在两周前就决定要写这份财务分析报告了，但始终没有着手，因为上班时老板时不时会安排这样或那样的事情，自己没有整块的时间来构思和撰写报告；晚上回家以后，还要做饭、辅导孩子写作业；等孩子睡着时，已经是晚上 10 点多了，自己非常累了。自己也需要放松一下，看看电视、刷刷手机；等自己差不多感到轻松一些了，已经是晚上 11 点多了，也应该准备睡觉了。艳红就会对自己说："明天还要早起，还要战斗呢！"最终，她没有时间和精力来处理这份财务报告。

财务报告的事情就这样一拖再拖，两周时间已经过去了，离上交这份报告只有 7 天了。艳红对自己说："我必须马上行动起来，不能像上次那样拖到最后一刻。"她决定利用中午难得的 1 小时午休时间来写报告。但当她打开文字处理软件，把财务报告的标题输入电脑中，准备继续往下写时，却感到大脑不在状态，没有任何思路。艳红需要调整一下自己的状态，于是她拿起手机看看短视频、玩玩"消消乐"之类的小游戏，等她有状态准备开始写报告的时候，时间也只剩下不到一刻钟了。艳红便对自己说："时间不多了，明天再战吧。"于是心安理得地关闭了软件。这样的情形继续上演了 3 天，距离上交报告的时间越来越近，艳红的焦虑感也越来越重，并且每次把写报告的时间耗费在看短视频和玩手机游戏之后都非常自责。

在倒计时 3 天的时间里，她终于往前推进了，尽管只写了三段文字。虽然她痛下决心不玩手机了，但她把时间用去做其他的不是那么重要也不紧急的事情。我们把时间直接推到最后一天，艳红终于有状态了。她感到非常焦虑，也非常有动力去完成这份报告。从早上起来，她推掉所有的事情，家里的事情都交给老公去处理，到办公室后，她告诉所有人不要打扰她，把自己的手机静音，只有中午吃饭的时候才看看自己的手机。她感到非常有效率，报告撰写得也迅速，在领导要求的截止日期之前，终于把报告交上去了。

她终于松了一口气，焦虑没有了，感到非常轻松、非常开心。艳红对自己说："我必须要犒劳自己。"于是，她在网上为自己买了一条新裙子。下单付款以后，她露出了满意的笑容。

个案 2　计划考研最后却被搁置

雪炫是一位心理咨询师，在某学校为学生做心理咨询和教心理健康课。

雪炫从某师范大学中文教育专业毕业后，最初是在学校教语文。前些年心理咨询逐渐普及，加之自己对心理学有兴趣，她就自费参加了心理咨询师的培训和考证，后来学校需要心理老师，雪炫就趁机转型成为心理老师，就不再任教语文学科了。

当上心理老师后，雪炫觉得自己是半路出家，对心理学和心理咨询方面的知识掌握得不扎实，对外缺乏说服力，自己有必要考心理学特别是心理咨询方向的研究生，如果能够考上研究生，就能充实或提升自己。雪炫越想就越觉得这个想法不错，她把这个想法和丈夫讲，丈夫也理解和支持。

于是，雪炫把考上2018年的心理学研究生列为年度计划。她打听了哪些大学招收心理咨询方向的研究生、哪些学校的排名较高，最后她选定了北京师范大学作为奋斗目标。接下来，她购买了考研所需要的各种图书资料，也交费报名参加了网上的考研培训课程。看起来这一切都很顺利，但之后总是有各种各样的事情打扰她，为考研安排的复习时间经常得不到保障。眼看着2018年考研任务无法完成，她只好把考研的事情推到2019年。

2019年考研的事情，也同样因为各种客观原因没有完成，她只好把考研的事情推到2020年了。

现在2020年考研也结束了，她也没有去考试，因为她发现自己怀孕了，只好先把考研的事先放一边。她把考研的书和资料收拾起来，对自己说："还是多看看胎教和育儿方面的书吧。"

拖延的英文单词是Procrastination。在拉丁文中，"pro"意为向前、推进、支持，而"crastinus"则意为"明天的"，拖延的字面意思就是把今天的事情推到明天去做。

人们拖延的事情有很多种，像上面提到工作拖延、学习拖延。个人生活中总要处理许多事情，总有些事情是你并不喜欢去面对的，这些事情总是要拖到最后一刻才完成。例如，对许多男生来说洗衣服就是他们很不喜欢的事情，总要等到实在没有衣服穿了才洗；有些人则怯于与人打交道，到最后迫不得已才会去。

有些事情拖到最后也能完成，它并不影响这个事情的解决，就像艳红提交财务分析报告；有些事情拖到最后则会影响质量，甚至导致事件不能很好地完成，就像雪炫女士最终放弃考研一样。

3.1.2 拖延症的诊断

在心理学范畴内，我们讨论的"拖延"指的是人们那些主动选择的、不理性的、长期的拖延行为，人们明知道这些行为可能带来的负面结果，却仍然选择拖延的行动，这就是人们口中所称的"拖延症"。

按照精神疾病诊断的基本标准，个体的某种心理心态只有造成消极后果并达到一定程度，才能称为疾病。DSM-5 诊断精神疾病的严重程度标准时是这样表述的："该障碍引起有临床意义的痛苦，或导致社交、职业、教育、学业、行为或其他重要功能方面的损害。"我们参考 DSM-5 的诊断模式，从临床表现、功能损害、病程标准、鉴别诊断等方面诊断拖延。

第 1 条 具备下列症状 2 项以上，其中（1）或（2）只需包含一项。

（1）不愿意开始该项任务：在知道自己应该尽早着手该任务的情况下，迟迟不开始该项目。

（2）回避该任务：把其他并不紧要的任务放在前面，而把需要完成的任务放在最后；用其他并不紧要的任务来填充自己的时间，避免面对该项任务；或者表现为着手该任务时容易分心走神，如被玩游戏或浏览网页等能带来愉悦感的活动所吸引，其结果就是，虽然自己表面上在着手该任务，但实际上并没有把时间花在上面。

（3）不断修改任务时间表：由于事情并没有按自己的原定计划完成，被迫推迟或者是修改任务计划时间，或者向他人请求延迟任务完成的时间。

（4）被迫冲刺：在最后时刻，焦虑感、紧迫感上升，硬着头皮冲刺，

力争在截止时间前完成任务。但有时任务并没有完成，或者即使完成但质量不高。对于那些并没有截止时间或者并无外界客观要求的事情，很多时候就不了了之了。

第2条 社会功能损害：拖延引起有临床意义的痛苦，或导致社交、职业、教育、学业、行为或其他重要功能方面的损害。

第3条 病程的标准：对精神疾病的诊断而言，往往有病程标准方面的要求。就拖延行为而言，这种拖延行为并不仅限于某个特定任务的拖延，而是持续一段时期的对众多任务都存在拖延。因此我们诊断拖延行为应当有3个月甚至6个月以上的病程标准，也还应当涉及多个任务的拖延。

第4条 鉴别标准：需要排除由其他原因引发的任务不能完成的情形。

- 生理症状或精神疾病导致注意力下降、精力不集中等现象，从而出现活动效率下降和注意力转移的情形。为此，咨询师需要了解患者是否同时存在躯体疾病和精神疾病，如抑郁症、多动症等。
- 时间管理技能缺乏。个体是由于不会合理安排时间，从而导致任务没能及时完成。如果患者缺乏时间管理技能，应该表现为各类事务的时间安排都不当，而不是对特定类别事务的拖延。
- 能力和技能的缺乏。有些个体的任务完成质量较低，或者赶在截止时间前才完成任务，有可能是能力或技能欠缺，而不是由于拖延时间所致。因此，咨询师应当了解患者是否存在能力或技能欠缺。

相关调查发现，超过20%的美国成年人可能是长期拖延者。而这个比例在学生群体中则更高，约有80%~95%的在校大学生认为自己有拖延的问题，其中50%的人认为长期拖延给自己造成了极大的困扰。

2007 年，美国薪水网的一份调查显示，美国职场人士平均会浪费 20% 的时间。约瑟夫·法拉利是一位研究拖延问题的专家，他和同事调查了美国、英国、澳大利亚、土耳其、秘鲁、西班牙和委内瑞拉等不同国家的白领和蓝领工作者发现，大约有 25% 的人被工作中的拖延持续地拖着后腿。

3.1.3 拖延的类型

为了让大家更好地认识拖延，我们按照拖延的内容和性质对其进行了简单的分类。

按照拖延内容分类

有拖延症的人，他们不会在所有内容或事情上都拖延，他们只是在某些方面拖延。就像我们在前面看到的两个案例，艳红是在撰写财务分析报告上拖延，而雪炫则是在考研上拖延，他们两个人拖延的对象或内容是不一样的。因此，我们可以从拖延的内容角度对拖延症进行分类，典型的有学业拖延、职业拖延、社交拖延、个人生活拖延等。

- 学业拖延：主要指学生在完成学业的过程中拖延，如作业拖延、论文的拖延等。雪炫在考研这件事上的拖延就属于学业拖延。
- 职业拖延：主要是职场人士在完成工作的过程中拖延，如撰写报告、拜访客户等，艳红的拖延内容是撰写财务分析报告，这是工作上的拖延，可以归属为职业拖延。
- 社交拖延：主要指个人在进行社交活动方面的拖延，如迟迟不敢给他人打电话、不想与人见面等拖延都属于这个类型。
- 个人生活拖延：主要指个人在个人卫生活动、健康活动等方面的拖延，比较典型的是有不少人在洗衣服方面都会拖延，迟迟不想面对自己换下来的脏衣服，需要等到实在没有衣服可换了才会面对。

按照拖延的性质分类

拖延如果按照任务来源区分的话，可以被分为期限拖延和发展拖延两种类型。

第一类：期限拖延

有些任务是由他人或客观条件决定的，个体必须要去完成，而且这些任务存在一个客观解决的期限，个体必须在期限之前完成任务。期限拖延就是指个体倾向于在最后一刻才采取行动去完成的一种拖延。例如，在截止时间之前去完成某篇论文或者报告。又例如，把换下的衣服堆在那里，直到没有衣服穿的时候才洗。

我们前面提到的学林先生需要给教育局的同学打电话，以及艳红需要在某个时间提交财务分析报告，这两个案例都是期限拖延。因为完成这两件事情都是客观需要，而且也有时间要求。

面对这种必须完成，并且有着时间限制的任务，拖延者往往会一拖再拖，直到无法再拖了，才在压力和强烈的焦虑情绪的驱使下加班加点、一鼓作气地草草完成任务。通常情况下，由于在最后关头才面对这些任务，完成任务的时间并不充分，因此任务完成质量不高就是非常自然的事了。

中小学生完成寒假或暑假作业常常表现出这种性质的拖延，他们常常在假期开始的时候东玩西玩、消耗时间，直到快开学了，才拼命赶作业，这样的作业质量一般不会太高。

第二类：发展拖延

期限拖延的任务是他人要求或客观存在的，是必须完成的。另一类任务是自己规划或设定的，如我们常常基于学业成绩提高、职业发展需要或者健康方面的目标，为自己制定一些任务。这些为了自己的发展而制定的任务，个体也是需要安排时间、消耗自己的精力和体力去完成的。对于这些任务，我们有不少人也会拖着不去完成。比较常见的情况是，我们开了一个头，最终并没有坚持下去，我们常常把这种情况称为"三分钟热度"或者"虎头蛇尾"，这其实也是拖延症。

这种发展拖延与前面的期限拖延不同，由于任务和目标是自己定的，如果无法按期完成，自己有权力推迟目标，甚至取消目标和相关任务。这就是说，发展拖延不像期限拖延一样必须在某个特定时间完成任务，最有可能的结果是任务被延期或被取消。关于这一点我们在雪炫考研的事情上就看得非常清楚了。

拖着不办，不仅会让自己心情不爽，而且会影响任务的完成质量，甚至导致任务没能完成和取消，严重影响个人的学业/职业的发展，影响个体的健康卫生等方方面面。我们很多人的人生理想和发展规划都是被发展拖延摧毁了，如果没有发展拖延的话，我们的人生很可能不是现在这个样子。对各位读者来说，战胜拖延症是开始新的人生的第一步！

为了帮助大家战胜拖延症，在这里给大家介绍两首诗，一首是《明日歌》，一首是《今日歌》。《明日歌》是明代的钱福所创作的一首诗歌。诗人以自己为例写下《明日歌》，劝告迷失的世人珍惜每一天。这首诗的内容是这样的：

> 明日复明日，明日何其多。
>
> 我生待明日，万事成蹉跎。
>
> 世人若被明日累，春去秋来老将至。
>
> 朝看水东流，暮看日西坠。
>
> 百年明日能几何？请君听我明日歌。
>
> 明日复明日，明日何其多！
>
> 日日待明日，万事成蹉跎。
>
> 世人皆被明日累，明日无穷老将至。
>
> 晨昏滚滚水东流，今古悠悠日西坠。
>
> 百年明日能几何？请君听我明日歌。

既有《明日歌》说拖延的，也有《今日歌》说珍惜时间要立刻行动的。《今日歌》是明代著名才子文徵明的儿子文嘉所作。诗人以通俗流畅的语言劝勉人们要珍惜时间，勿虚度年华，莫荒废光阴。这首诗的内容是这样的：

> 今日复今日，今日何其少！
>
> 今日又不为，此事何时了？
>
> 人生百年几今日，今日不为真可惜！
>
> 若言姑待明朝至，明朝又有明朝事。
>
> 为君聊赋《今日诗》，努力请从今日始！

3.2 拖延症的 CBT 解释

3.2.1 拖延引发消极情绪

一般而言，引发拖延的任务，大多是对人们非常重要的、不得不完成的、繁杂或困难的、不知道从何入手的、挑战自身能力的。总之，对某个特定的人而言，某一类任务就会自动引发"任务—负性情绪"的条件反射联结，只要一想到或面对这个特定的任务心里就很烦、很焦虑。例如，艳红需要完成财务分析报告。

另一种情况是因愤怒而引起的拖延，例如，领导交代了一项任务，但自己却很讨厌领导，或者对领导布置这样的任务感到非常不满。在这种情况下，任务会触发出不满的感受（例如，这件事根本不是我想做的，我只是不得不答应下来）。

总之，对于拖延任务，拖延者会体验到这样的倾向——难以去做某件不愉快事情的倾向，如果有可能的话就避免或绕开这件不愉快的事情。相关研究者对大学生进行学业拖延的研究，发现对**任务的厌恶**（aversiveness of task）是学习拖延的主要原因。人们更倾向于推迟完成令人厌恶的、困难的、带来不愉快感觉的任务，更喜欢去完成简单、无挑战性的任务。

3.2.2 拖延行为因强化得以维持

既然任务会引发负性情绪体验，个体为什么还要去面对呢？如果个体回避这个任务，负性的情绪体验就会立刻消失。负性情绪消失的后果强化了个体下次面对这个任务时的回避行为，这个机制是行为矫正的负强化原理。

如果个体回避这个讨厌的任务，并把时间花在玩乐（如玩游戏、玩手机）上面，玩乐活动带来愉快的结果，与面对讨厌活动的结果相比较，个体就更愿意选择玩乐活动。这里是两种选择（面对讨厌任务，玩乐）、两种结果（烦恼、愉快），很自然，个体愿意选择玩乐活动而不是面对自己讨厌的任务，这个机制是行为矫正的差异强化原理。

面对讨厌任务，有些个体选择玩乐活动，有些个体则选择有成就感和有进展的工作。这个有成就感和在进展的后果也会促使个体面对讨厌任务和有成就感或有进展的工作的时候，选择后者而回避前者，这个机制同样也是差异强化的原理。

拖延者面对期限拖延任务，在焦虑情绪驱使下加班完成任务，完成任务后的轻松心情，也强化了拖延者最后一刻完成任务的行为。有的拖延者甚至在拖延任务最终完成后还要奖励自己一下，艳红就是这样，在完成财务分析报告后，还要买点东西来奖励自己。这样一来，拖延者就更愿意在最后一刻完成任务而不是早点儿着手任务了。早期拖延引发的焦虑烦恼更少，后期拖延引发的焦虑烦恼更大，如果完成任务能够将焦虑烦恼清零的话，很自然后期完成任务的效用更大，因为它能减少的烦恼更多，如果晚期拖延还能得到额外奖励，那么拖延者就更加容易拖延到最后一刻去完成任务了。

拖延者面对发展拖延任务，他们采取延期或者取消目标或任务的行为，同样也是被强化的，因为目标任务延期或取消之前，他们感到了焦虑和心烦，而延期或取消之后，就没有了焦虑和心烦。这样一来，他们在面临个人发展任务的时候，就不太会选择在截止日期之前加班完成任务，更不会选择早点儿着手这个任务，而是选择延期和取消了。

3.2.3　拖延过程的认知中介因素

拖延任务引发个体的消极情绪，以及个体选择回避而不是面对的行为，在这些情绪和行为的背后认知都起着重要的作用。按照认知行为疗法的观点，认知是在情境和情绪／行为之间，认知是情境和情绪／行为的中介，个体面对某个情境产生什么样的情绪和做出什么样的行为取决于认知。

（1）个体拖延某个任务，是因为个体觉得这个任务太难、太大、让他讨厌，或者个体觉得自己能力有限，搞不定任务，实现不了预期的目标等。总体来说，个体对拖延任务有着消极的认知，在这个消极认知的作用下，个体产生消极情绪就是很自然的了。如果个体经常在某一类任务情境中体验失败、产生沮丧等负性情绪，就会形成"任务—负性情绪"的联结。

（2）个体面对拖延任务时，选择回避或者做其他的事情，也是和他们的认知有关的。拖延者往往会认为："现在没有效率/不在状态/没有足够的时间，后面还有时间，可以安排在以后去完成。"还有的拖延者会认为："其他的事情也很重要，更需要优先处理。"

（3）当个体最终面对拖延任务的时候，他们会认为自己无路可走，不完成后果很严重，于是这就激发了强烈的焦虑情绪，在强烈情绪的驱使下终于直面这个任务了。相反，对于发展拖延任务，个体则可以通过某些认知的调整，最终将自己定的发展任务延期或取消。

3.2.4　拖延者的深层信念

拖延者面对期限任务或发展任务的时候，会产生任务太难、自己无法完成任务等认知，这实际上是受到其更为深层的认知信念（中间信念和核心信念）所影响。拖延者面对拖延任务时，他们内心存在一些该如何去做事的中间信念，如：

- 工作必须找到状态，工作的环境必须近乎理想；
- 我只有在自己想工作的时候才能工作；
- 要么不做，要做就必须做到最好；
- 我必须领先于他人，把一切事情都纳入掌控中，不能有瑕疵，否则我就会失去所有机会；
- 做事情必须要马上有结果，看不到结果的事情就不要做。

有研究发现，拖延者往往具有完美主义要求，想要把事情做完美，准备工作做完美，他们认为"不完美即失败"（低价值感）、"不完美就说明我不够优秀"（低期望），不屑于一开始的试错（低价值感），不愿面对未知的失败可能（高冲动）。

相关研究者发现拖延和完美主义存在正相关。也有研究者提出积极完美主义（倾向于追求成功的动机系统，将完美主义标准内化到自我概念中）

和消极完美主义（避免平庸或个人的失败，容易认知功能失调）。有人通过对大学生的调查发现，学业拖延与消极完美主义显著正相关，与积极完美主义显著负相关。从这些研究结果我们可以发现，完美主义是拖延症的深层原因。

另外，也有研究发现拖延者不能延迟满足，人们对于"未来的自己"无法有足够的理解力和同理心，即比起一个月后自己可能因为任务无法按时完成而感到痛苦，我们更在意"现在的自己心情焦虑，需要放松"。因此，我们往往会为了当下的快乐而牺牲长远的利益。

研究者们通过对大脑的功能性核磁共振研究发现，当人们在想象十年后的自己时，脑部被激活的区域与他们在想象他人时脑部活跃的区域相似，然而，在想象未来的自己和当下的自己时，脑部被激活的区域却是完全不同的。这也就是说，对拖延者的大脑来说，相比现在的自己，未来的自己更像是一个遥远而不相关的他者。拖延者不能真的体会到未来的自己会有多痛苦。

从核心信念的角度看，拖延者往往认为自己是无能的，不相信自己有完成某个任务的能力。拖延者对困难任务的低期望（即缺乏自信）、低价值感（即认为要做的事意义不大），以及自我怀疑、害怕批评、害怕失败等是不相信自己有完成某种任务能力的具体表现。相关研究者还发现人们"害怕失败"影响拖延，为了躲避任务失败所带来的风险及来自社会与他人的批评，拖延就成为自我价值保护的一种暂时手段。

3.3　拖延症的治疗原理

3.3.1　环式认知行为模型

认知行为疗法的环路模型（见图 3-1）包含情境、认知、情绪和行为四个要素，这四个要素之间的关系如下。

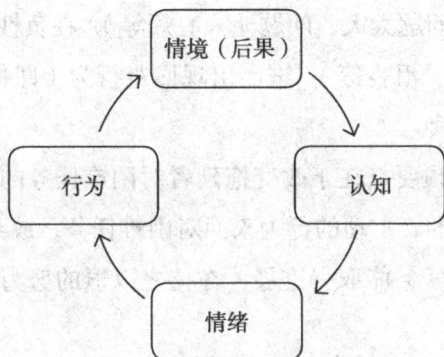

图 3-1　认知行为疗法环路模型

- **情境引发认知**：人的想法是在特定情境中产生的，离开了特定的情境，就不会有什么想法产生。
- **认知产生情绪**：情绪是在认知影响之下产生的，不同的认知产生不同的情绪。也就是说认知是情绪产生的决定性，而情境是情绪产生的背景。
- **情绪导致行为**：人在某种特定情绪之下会采取相应的行为。愤怒的时候，人往往容易产生攻击性，恐惧的时候会产生回避行为等。
- **行为产生后果（后果即新情境）**：不同的行为会产生不同的结果。有些行为导致问题的好转，有些行为使得问题恶化，而有些行为使得问题持续下去。例如，有的学生因为考试而感到焦虑，如果他采取积极复习的行为，考试成绩提升，那么问题就会有所解决或好转；如果他困顿于焦虑之中而无心复习，那么成绩会继续恶化，考试压力也将越来越大。

从这个模型中我们可以发现，认知是心理问题的原因，不当行为反应是问题得以维系的重要因素。因此，心理咨询的着眼点在于改变认知和改变行为。情境并不是我们所能控制的，我们能够改变的是认知，一旦认知改变，患者的情绪也将改变；情绪改变就能改变行为，改变行为就能改变结果。

具体到拖延行为中，当拖延者面临困难情境的时候，引发了负性的认知（如问题太难、问题太大、问题让人心烦等），在负性认知影响下产生了消极情绪（如烦躁、沮丧等），进而出现回避行为（即拖延），回避行为又导致问题恶化或持续。

拖延行为的干预要点在于改变拖延者对困难任务的负性认知，克服消极情绪，采取积极的、主动的行为来面对困难任务，放弃过去的拖延行为。这样，患者的困难任务能取得进展，在持之以恒的努力之下，困难任务将得到最终解决。

拖延症的干预原理包括四个要点。

（1）**改变认知**：一旦你意识到自己对困难任务的认知不像你想象的那样消极或者负面，你的情绪就会好转，就更愿意立即行动而不是拖延了。

（2）**改变行动与结果**：放弃回避行为，而是立即面对。当你去面对拖延任务时，你会发现自己能够取得进展，当然你也需要学会看到自己的进步，一旦发现面对任务就能有所进步，你就会更愿意去面对它们。相反，如果你拖延与回避，你就需要设置一些自我惩罚措施。面对就激励，而回避就惩罚，这就是差异强化，坚持下去，你就会愿意去面对而不是拖延了。

（3）**忍耐情绪**：消极情绪是正常反应，我们可以忍耐它，带着消极情绪去工作，消极情绪就会降低。对于拖延任务而言，由于过去所形成的条件反射，当你面对它的时候会有焦虑、心烦等情绪。你需要接纳这种情绪，忍受它，面对它，而不是为了让自己感觉好而逃避它。

（4）**直面情境**：拖延的本质是回避，即回避那些让你感到心烦或焦虑的任务，而克服拖延的办法就是直面问题、直面任务。你需要把本在拖延的任务优先安排，而不是放在后面。

3.3.2　贝克认知疗法 T 字模型

认知行为疗法环路模型只说明了情境、认知、情绪和行为之间的关系，并没有说明个体为什么与他人有着不同的认知。贝克认知疗法 T 字模型回答了这个问题（见图 3-2）。

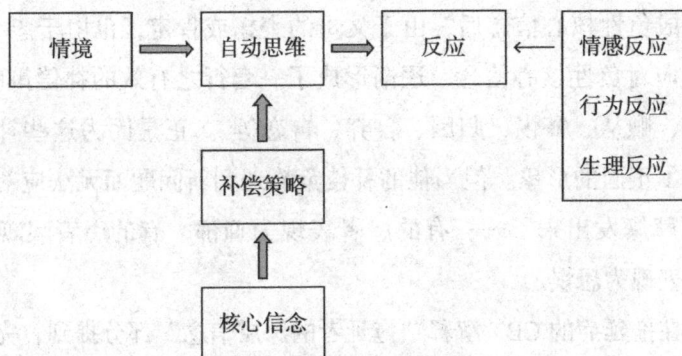

图 3-2　贝克认知疗法 T 字模型

该模型说明个体的情感反应（情绪体验）、行为反应（如拖延行为等）和生理反应（心跳加快、呼吸急促等）是情境和自动思维共同决定的结果。也就是说，人在不同情境之下，容易产生不同的情绪反应、行为反应和生理反应。另外，即使在相同情境下，由于不同人的认知（即自动思维）不同，情感反应、行为反应和生理反应也不一样。

例如，对于即将到来的期末考试，有人感到焦虑，有人感到放松，有人积极复习，有人则闲游野晃，有人坐卧不宁，有人胸有成竹。这些反应的差异主要取决于个体对考试的认知。有的人担心考试不理想，影响自己的形象或辜负父母的期望，被家长批评而丢人；而有的人则对考试没有什么期待，觉得进入期末阶段老师就不讲新课，也就没有多少作业，可以趁此机会休息一下了，也就放松了。

这个 T 字模型最突出的地方就是，它不仅告诉我们自动思维是影响情感、行为和生理反应的重要原因，而且还告诉我们自动思维是怎么来的、为什么人和人之间的自动思维是如此不同。这是因为自动思维是被核心信念决定的，而核心信念又形成于幼儿和童年时期，不同的成长环境形成了不同的核心信念。

幼年时期，父母不当的家庭教育，特别是过高的期望或要求，不当的社会比较以及患者自己做出的不正确的归因，会让患者在成长过程中逐渐地形成"我是无能的""我是不可爱的""我是没有价值的"等负性核心信念，这些负性核心信念才是所有心理问题的根源。

在形成负性核心信念后，由于父母的表扬或肯定，也由于患者采取各种方案以应对负性核心信念，逐渐形成了一套行之有效的补偿策略（如努力、回避、顺从、警惕、归因、自弃、自恋等）。正是因为这些补偿策略，患者维持了正面的形象。但当他的补偿策略遇到新问题而无法应对的时候，心理问题就爆发出来了——有的患者表现为抑郁，有的患者表现为焦虑，有的患者表现为恐惧。

前面在拖延症的 CBT 解释"拖延者的深层信念"部分提到，完美主义、不能延迟满足以及"我是无能的"等深层信念才是患者拖延的核心原因，如果从治标与治本的角度考虑，要消除患者的拖延症，不仅需要消除患者当下问题或任务的拖延，还需要处理患者的深层信念。

我们需要在处理当前某个拖延任务的自动思维（即认知），改变回避行为为立即面对行为，解决当前任务的拖延问题。患者对当前任务的拖延解决了，不意味着以后遇到问题就不再拖延了，实际上，患者以后遇到类似问题而继续拖延的可能性还是比较高的，这是因为患者的深层信念并没有被纠正。因此，从治本的立场出发，我们还需要继续工作，解决拖延背后的深层信念（中间信念和核心信念）。

3.4 拖延症的咨询方案

3.4.1 拖延症的咨询目标

CBT 拖延症的咨询分为三个阶段，相应的咨询目标也可以分为三个层次的目标，下面是三个阶段咨询目标的一般描述。

自动思维阶段咨询目标

- 及时并保质保量地完成当前存在的拖延任务（这里应明确任务名称，并确定具体日期和数量等指标）；
- 容忍面对困难任务时的消极情绪；
- 奖励自己"立即行动"的行为；
- 掌握困难任务细分或分级技巧；

- 修正对困难任务的歪曲认知；
- 学会识别和评价与拖延有关的观念或想法。

中间信念阶段咨询目标

- 放弃拖延或回避的行为模式；
- 建立和养成立即行动的行为模式；
- 累积"我是有能力的"正面经验，增强自我效能感（觉得自己有能力解决当前问题）；
- 矫正有关困难任务会面临糟糕结局的功能障碍性假设；
- 建立追求进步、进展和成长的认知观念。

核心信念阶段咨询目标

- 巩固和强化"我是有能力的"正性核心信念；
- 强化并养成积极进取和敢于尝试的行为倾向。

自动思维阶段的咨询目标应该是帮助患者解决困难任务的拖延问题，及时并保质保量完成任务。在这个过程中处理面对困难任务时的自动思维，改善消极情绪和回避行为，强化患者立即着手完成任务的行为，掌握将困难任务细分或者分级等任务管理技巧。

如果患者的拖延不是个别的而是比较普遍的行为习惯，就需要进入中间信念阶段，也就是需要修正拖延回避补偿策略阶段。这个阶段的目标应当是改变患者拖延回避困难任务的行为习惯，养成立即行动、逐步推进任务进度的新行为模式，强化患者有能力处理相关问题的自我效能感，应对患者担心失败或过高要求的功能失调性假设。

一般情况下，咨询进行到第二个阶段就可以结束，如果患者的拖延行为很严重、持续时间长，并且患者认为有必要进行第三个阶段的话，我们才需要确立第三阶段的咨询目标，即修正负性核心信念。

在确定咨询目标方面，在咨询开始的时候，我们根据患者拖延问题的广泛性和持续性，确定咨询目标是仅限于自动思维阶段，还是包括中间信念阶段。如果拖延仅限于个别困难任务，就只设定自动思维阶段的目标即可；如果在许多项目上面都有拖延，而且拖延行为已经在过去若干年都存在了，就可以同时包括中间信念方面咨询目标。

至于核心信念阶段咨询目标，咨询师可以在前两个阶段的目标已经实现后，再与患者讨论是否需要继续，如果继续的话，再来确定核心信念阶段的咨询目标。

3.4.2　拖延症的咨询计划

我们下面拟定的咨询计划包括自动思维和中间信念两个阶段的干预，不包括核心信念阶段的干预。拖延症的咨询和其他问题的咨询一样，我们也是按照"小节"（每小节包括 2~3 次会谈）为单位进行安排。

第 1 小节：评估诊断与心理教育

根据拖延症的诊断标准，判断患者的临床表现是否符合拖延症，排除其他躯体症状、能力技能缺陷和时间管理技能等方面导致任务不能及时完成的原因。接下来，咨询师需要对患者进行心理教育，解释拖延症的形成原因。在解释拖延症的成因时，需要结合患者的成长经历和面对拖延任务时的具体表现，并了解患者对拖延症原因解释的理解程度和认可程度。

咨询师向患者介绍拖延症的治疗原理，与患者协商并确定咨询目标，解释咨询计划，寻求患者的理解和配合。

第 2 小节：行为试验与认知挑战

患者需要改变消极回避困难任务的行为习惯，尝试面对困难任务，进行"立即行动"的试验。所谓立即行动，就是指个体规划了某个任务，就要尽快安排时间去实施，而不是拖到其他时间。面对困难任务选择拖延，主要是患者对完成这个任务没有信心并由此产生消极情绪。但实际上，当患者面对困难任务，特别是多次、持续地面对任务，立即行动会是什么结果呢？会不会是患者原来预期的结果，还是更好的结果？

对此，咨询师可以与患者讨论其面临困难任务时的自动思维，然后建议患者立即行动，通过行为试验的方式来检验患者的自动思维是否有效。当然，正如大家所知道的，行为试验不能只进行一次，需要进行 5~10 次。只有多次实验，才能验证一个认知是否正确，也才能够提高患者对积极认知的相信程度。

在行为试验过程中，患者需要学习忍受行为改变过程中的消极情绪，坚持立即行动，通过立即行动的积极后果来改变自己的自动思维。当然，除了行为试验之外，处理患者的自动思维时还可以应用控辩方、发散性思维、可能性区域等技术。

为了让患者取得立即行动的良好效果，咨询师和患者可以把困难任务细分，尝试一些任务完成的时间管理技巧，以推进困难任务的进展和提高完成困难任务的效率。

第 3 小节：行为管理和自我激励

在行为试验取得初步效果后，应当与患者讨论自我激励的措施，强化患者的立即行动并惩罚回避拖延行为。在这个过程中，咨询师可以帮助患者确定自我奖励或惩罚的具体方法，选择合适的立即行动进展的图示方式，通过立即行动的积极进展来激励患者着手困难任务并坚持前行。

患者放弃原有的回避拖延行为，转变为立即行动并不是一蹴而就的过程，这中间一定会有反复。在患者愿意面临困难任务、采取立即行动的过程中，时不时还会出现原有的回避拖延的行为模式。为了促进患者彻底地转变回避拖延行为为立即行动，咨询师和患者有必要讨论拖延行为时的自动思维和情绪体验，以及采取立即行动时的自动思维和情绪体验。通过两种情境下自动思维和情绪的处理，帮助患者实现行为的转变。

第 4 小节与第 5 小节：行为方式与中间信念

掌握一定的任务和时间管理技巧，学会一些行为管理的自我激励技巧，并坚持立即行动，面对当前的困难任务，患者能够一改过去的拖延，做到及时完成任务是可以预期的。我们需要知道，患者及时完成某个困难任务不意味着拖延的毛病就改掉了。要改掉患者拖延的老毛病还需要通过更多的困难任务去检验，在更多的困难任务面前，如果患者放弃原来的回避拖延行为而采取立即行为，才能说明这个问题被最终解决了。

由拖延行为方式向立即行动方式的转变涉及深层信念的改变，特别是中间信念的转变。例如，"工作必须找到状态，工作的环境必须近乎理想""要么不做，要做就必须做到最好""做事情必须马上要有结果，看不到结果的事情就不要做"等。

咨询师就需要在和患者讨论拖延行为和立即行为的自动思维中，经由自动思维找到患者的中间信念和核心信念，对患者进行心理教育，然后在新的困难任务中，通过行为试验或行为表演等形式来检验中间信念的有效性，并在行为试验结果的基础上提出新的中间信念，并在新信念的基础上，改变拖延行为的方式，逐步形成立即行动的方式。

3.5　拖延症的咨询技术

3.5.1　行为试验法

正如前面所述，患者消极的自动思维是拖延行为的直接原因。从认知行为疗法的观点来讲，首先我们需要改变的就是患者的这个消极认知。从操作的角度来说，消极认知的改变需要通过行为实验来证明患者的认知是消极的。

故此，我们首先需要患者做出行为改变，也就是改变他过去拖延回避的行为，在咨询师指导下立即采取某些具体行动。患者在采取行动并取得一定进展后，对于问题的认知就会发生改变，从而得以纠正自身的消极自动思维。

这里的行为试验，主要是用来检查患者对行为结果的消极预期。咨询师可以邀请患者完成某个任务，激活患者的自动思维（如任务太难了、任务太多了完不成、做起来会感到很心烦等）。

咨询师针对患者相应的自动思维让患者进行一个量化的评估（百分标尺法）。例如，患者认为这个任务很难，就要求患者对难度给出一个评价分数；如果他认为做这个任务会很心烦，可以要求患者也给出个情绪评价分数。

然后，咨询师邀请患者进行行为试验，也就是说，邀请患者去面对或者完成这个任务，任务结束后再次评估。如果之前评估的是任务难度，就再一次评价任务难度；如果之前评估的是情绪指数，就再一次评价他的情绪。

一般情况下，我们可以通过两次测验结果的比较来修正患者的消极认知。他可以看到，当他去面对的时候，事情并不是如他所想象的那么难，心情也并不是如他所想象的那么糟糕。通过这样的经历，有助于帮助他建立对困难问题的一个更正面的态度。

试验流程如下。

（1）咨询师让患者挑战某个任务（或子任务），激活患者的自动思维（例如，可能太难了、可能任务太多了完不成、可能做起来会感到很心烦等）。

（2）然后邀请患者对这个想法进行行为试验，验证这个想法的正确性程度。也就是让患者亲自去尝试一下，看结果是否正如对方预期的那样。

（3）在行为试验之前，咨询师需要对患者的自动思维进行评估，评估相信程度或者给出一个任务困难程度的量化分值。

（4）患者亲自进行相应的行为试验，咨询师根据试验结果对患者再次进行相同的评估。

（5）咨询师与患者讨论事前预期值和事后结果的差异，从而使其形成新的认知。

正如控辩方技术等都需要更多证据才能证明某件事一样，行为试验也需要进行多次，以积累更多证据，这样才能更好地说明这个道理。所以，不管某次试验是否成功，都需要进行多次试验，咨询师可以邀请患者就困难任务（子任务）进行多次试验，以便进一步检验试验效果。

这个部分可以参考抑郁症的活动图表中评估愉快感和控制感的方法，在患者面临困难任务时对其自动思维进行量化评估。例如，对困难任务的预期、对任务进度的预期、对完成任务时体验到的消极情绪体验程度的预期。这些预期都可以用0~10分的标尺来评估。

- 对于任务难度，可以用容易度（或掌控感）标尺来衡量：0分表示非常难，无法解决；10分表示非常容易，能很轻松解决；5分表示难度中等。

- 对于任务进展，可以用任务完成度标尺来衡量：0分表示毫无进展，10分表示任务完成，5分表示完成一半。

- 对于情绪指数，可以用情绪体验标尺来衡量：0分表示情绪很糟，如心情很烦等；10分表示心情很好；5分表示心情不好不坏。

咨询师可以根据患者的负性自动思维所担忧的内容，选择上述三种标尺中的一种或多种。如果是厌烦情绪，就可以选用情绪标尺；如果觉得任务不会有进展，就可以选择任务完成度标尺；如果是觉得任务很难，就可以选用容易度标尺（表3-1、表3-2）。

表3-1　行为试验评估表之一：预期结果验证

日期时间	情境（任务名称）	预期结果	实际评估
		M=　C=　F=	M=　C=　F=
		M=　C=　F=	M=　C=　F=
		M=　C=　F=	M=　C=　F=
		M=　C=　F=	M=　C=　F=
		M=　C=　F=	M=　C=　F=
		M=　C=　F=	M=　C=　F=
		M=　C=　F=	M=　C=　F=

填表说明：①行为试验开始前填入日期与时间，填入任务的名称（情境），并在预期结果栏内填写自己对于任务的容易度、任务完成度和情绪体验的预期值（可以根据患者的实际情况选择填写其中1~2项内容，也可以

全部填写）；②行为试验结束后，再次评估相同的项目，把结果填写到"实际评估"一栏中；③ M（mastery）表示掌控感，C（Completion）表示完成度，F（Feeling）表示情绪体验。

表 3-2　行为试验评估表之二：自动思维相信程度

日期时间	情境（任务名称）	自动思维	事前	实际结果	事后
2.26					
2.27					
3.1					
3.2					

填表说明：①行为试验开始之前填写日期时间和任务名称（情境），这两项内容与表 3-1 对应栏目相同；②行为试验之前还需要填写个体对于这个任务的想法（即自动思维，填写在自动思维一栏中），以及对各种想法的相信程度（填写在"事前"一栏）；③行为试验结束后，填写实际结果，根据实际结果再次评估对自动思维的相信程度，评估方法与事前评估相同。

我们以艳红的财务分析报告的工作拖延为例来说明行为试验。她在三周前就已经决定要着手处理财务分析报告了，但是她实际上在前两周都没有着手处理这个报告，她的自动思维包括"有更紧要的事情需要处理""需要大块时间才能处理""自己太累了无法处理报告，需要休息一下"等。

咨询师要求艳红在事前规划的时间到了或者想到要处理财务报告的时候，就立即着手去做事情，将每次做此事看成是一个行为试验。表 3-3 和表 3-4 记载了四次试验的情形和结果。

第一次是 5 月 8 日，她事前计划下午要处理财务报告。当她要处理财务分析报告的时候，她想到了领导还跟她交代了其他事情，需要今天下班前完成，这时候她的自动思维为："有更紧要的事情去办，做这件事会耽误要紧的事情。"这次她没有放弃财务分析报告任务，而是选择立即着手财务分析报告，做一次行为试验，看自己做这件事是否会耽误其他紧要事情的处理。她评估了对自动思维的相信程度95%（见表3-4），对于财务报告中当前的任务"财务数据分析"，她预测的结果是：掌控感8分，完成度2分，情绪体验2分。

这次试验结束后，事实上她并没有耽误领导交代的事情，自动思维没有被证实，再次评估自动思维，相信程度有所下降，为80%（见表3-4）。就任务本身的完成情况而言，艳红评估此次任务的掌控感为8分、完成度为4分、情绪体验为4分。对比前后两次评估结果，我们发现，掌控感没有什么变化，完成度和情绪体验比之前的预期要好一些。

表3-3　立即行为试验评估表之一：预期结果验证

日期时间	情境（任务名称）	预期结果	实际评估
5.08	财务数据分析	M=8　C=2　F=3	M=8　C=4　F=6
5.09	财务数据分析（续）	M=8　C=0　F=1	M=8　C=4　F=5
5.10	财务数据分析（续）	M=3　C=0　F=0	M=7　C=10 F=8
5.12	数据结果解释	M=6　C=0　F=2	M=6　C=2　F=5

表3-4　立即行为试验评估表之二：自动思维相信程度

日期时间	情境（任务名称）	自动思维	事前	实际结果	事后
5.08	财务数据分析	有更紧要的事情去办，做这事情会耽误紧要的事情	95%	没有耽误	80%
5.09	财务数据分析（续）	时间太短，只有30分钟进入不了状态	100%	完成了部分工作	70%
5.10	财务数据（续）	太累了，无法处理报告	100%	完成了最后部分	60%
5.12	数据结果解释	时间太短，只有40分钟进入不了状态	90%	写了一个提纲	60%

第二次和第三次的行为试验内容是继续进行财务数据分析，在不同场合下，艳红的自动思维也有所不同（见表3-4），并且任务的预期结果（掌控感、完成度和情绪体验）也有差异。当艳红立即面对任务，去着手做财务数据分析的时候，她发现自己还是能够进行部分工作（或是全部），这

使得她对自动思维的相信程度下降了。此外，着手完成任务之前的掌控感、完成度和情绪体验的预期分值，总体上都低于实际结果。

第四次行为试验的任务"数据结果解释"，她的自动思维是时间太短无法进入状态。实际做了下来，她发现自己写了一个提纲，这使得她的自动思维相信程度从90%下降到了60%。此外，艳红对任务完成的掌控感、完成度和情绪体验的预测分值多数是低于实际结果的（只在掌控感上是相等的）。

通过这几次行为试验，艳红发现自己在面对财务分析报告时并不像自己想象的那样消极，这使得她更愿意去面对这个财务分析报告了。

3.5.2 立即行动强化法

按照行为矫正的观点，行为习惯的养成是受结果强化的。患者的拖延和回避行为也一样。拖延行为的强化表现了两个阶段：一是拖延阶段，一是最后的冲刺阶段。

拖延阶段，患者的拖延与回避行为的常见强化为消极情绪的降低。一旦患者拖延或回避后，消极情绪很快就降低，这使得患者在未来面对困难任务的时候更容易采取拖延回避行为。

冲刺阶段，当患者感到时间所剩不多时，焦虑会急促上升，这会促使患者采取应付行为。一旦任务在最后阶段得以完成，这时也存在强化现象。完成任务前焦虑的急剧上升和完成任务后焦虑情绪的释放，而焦虑情绪的释放作为负强化物，强化了患者最后阶段的冲刺行为，使得前期拖延行为得以维持。除了焦虑情绪的释放以外，有些患者还会在完成任务之后奖赏自己的拖延行为，例如，给自己放假或者大吃一顿等。

要消除或大幅度降低拖延回避行为，就需要去除拖延行为的强化物，如果不能去除强化物，可以考虑施加强度更大的惩罚物，使其得不偿失。

对存在拖延回避行为的患者而言，需要用立即行动来替代过去的拖延行为。当面临任务需要完成的时候，立即着手去实施而不是回避任务，做一些其他任务或者干脆让自己陷入游戏娱乐之中。患者需要选择达到目标的行为而不是去拖延。

按照行为矫正的观点，当患者采取立即行为，需要获得某种形式的强化，立即行动的习惯才能得以养成。因此，咨询师和患者可以共同设计立即行动之后的强化。

行为后果操作方面主要从两个侧面来考虑：第一个方面是呈现行为的直接结果，例如，困难任务取得进展、子任务得以完成等；第二个方面就是在自己完成任务后对自己进行激励，就是采取积极行动时进行自我奖励。这些奖励考虑可以是：

- **物质上的**，例如，好吃的食物、心仪的礼物等；
- **言语上的**，例如，"我真棒，我做到了"等；
- **情绪上的**，例如，消极情绪的降低（厌烦情绪的降低，以前面对困难任务就心烦，现在面对就不那么心烦了）、积极情绪体验的产生（体验到成功感、胜任感等）；
- **进展上的**，结果才是最好的强化。如果通过立即行动，患者发现事情能够取得进展，这就是对立即行动最好的反馈。因此，让患者看到经过努力后事情取得进展就是非常重要的途径。咨询师需要用合适的方式让患者看到事情已经取得进步，从而激励患者立即行动。

通过不断地强化患者立即行动，使得患者更愿意、更乐意去面对困难任务。这样一来，事情不断取得进展，从而保障患者能及时完成困难任务。在这个过程中，如果存在完成任务的障碍，咨询师可以协助患者通过求助或者学习等方式来解决这些障碍。

让患者看到立即行动的积极结果对于有拖延与回避问题的患者来说，非常具有激励作用。因此，咨询师需要考虑用适当的方式来呈现立即行为取得的进展或成果。行为成果图示是行为矫正中最为常用的方法之一。把患者立即行动的成果用图示的方式呈现出来具有反馈的作用，而反馈本身起着调节行为的作用。

任务完成情况需要量化，以便通过统计图的方式呈现进展情况。咨询师和患者需要通过讨论来确定量化方法。有的任务比较容易量化，如读书可以按照页数进行量化，完成试题可以按照题数进行量化。如果任务难度不同，可以采取权重方式进行量化，例如，对简单且需要 15 分能完成的任务，我们可以给予 10 分任务指数；对其他任务，我们也参考难度和完成时间给予不同分值的任务指数。还有一个比较简单的量化方式，就是按照预估耗费时间的方式来量化，如完成某个任务估计需要 10 分钟，可以给予 10 分的任务指数；需要 40 分钟，就给予 40 分的任务分值。

结果图示方式有两个角度：一个是当前进展，一个是总体进度。下面给大家介绍当前进展的图示方式。图 3-3 是某个专项任务（即拖延的任务）每日任务完成量的图示，在这个图中，每个坐标轴表示一天的任务完成总量（指某日不同时段完成任务量的总和），如果某天没有着手这些任务，就不用标示出来，横坐标上面只显示着手该项任务的日期。在这个图中，患者在某些日子（如 3 月 03 日）只从事了一次该任务，在某些日子多次从事了该任务（如 3 月 08 日做了三次任务，三次任务量分别是 50、10 和 20），还在某些日子没有从事该任务（如 3 月 05 日）。

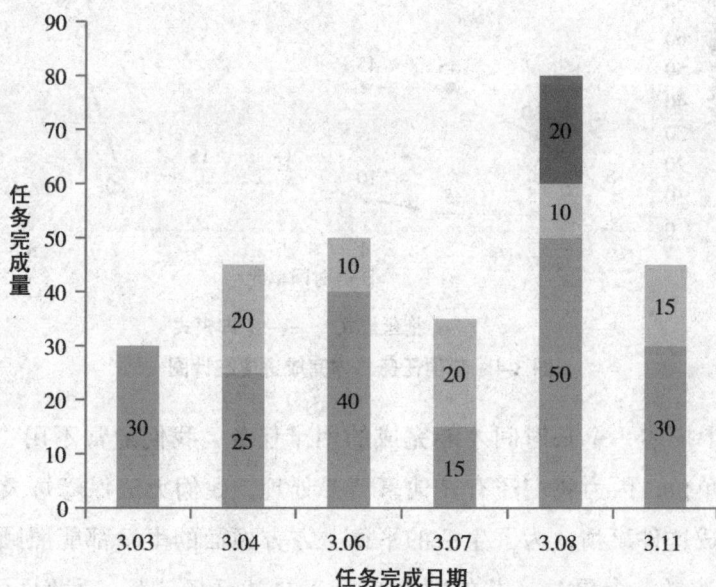

图 3-3　专项任务每日完成量统计图

罗马不是一天建成的，改变拖延也不是一蹴而就的。只要我们愿意去面对，每天进步一点，我们就能最终战胜拖延。我们把自己每次任务的完成量标示出来，看到我们的努力，看到我们的进展，我们就愿意去着手这项困难的任务。在你把每次任务量和每天的任务总量标示出来后，就会激发你投入更多时间来挑战自己，让自己完成更多，创造新的高度。

如果患者的困难任务有着截止日期，而且完成这个任务需要的时间周期还比较长，例如，学生需要完成暑期作业，这种情况下任务完成的结果图示就需要考虑总体进展和时间期限，就不能考虑每天完成了多少量，而是考虑累计完成了多少工作量。图 3-4 就是某种困难任务的总体完成进度图，纵坐标描述的是累计的任务完成量，从开始到现在累计下来完成的工作量，关于工作量的描述方法我们在前面已经说明，图 3-4 是用的完成百分数来表示的。

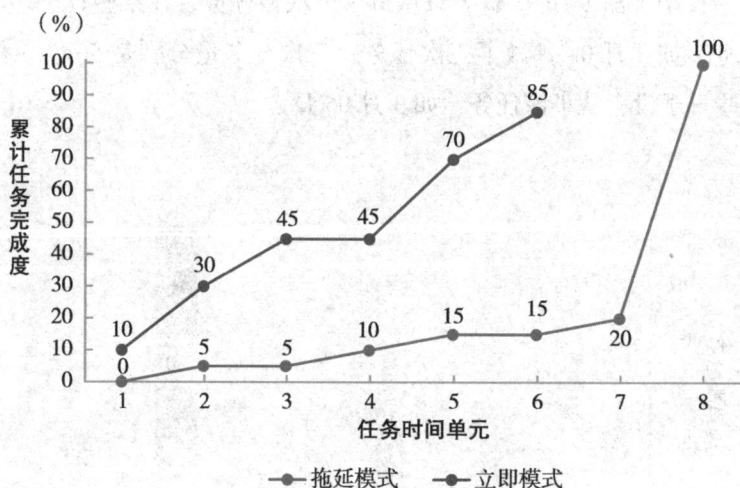

图 3-4　专项任务总体完成进度统计图

为了描述一个长时间才能完成的困难任务，我们通常不用"天"作为时间单位，因为我们还有其他事情要处理，我们无法保障每天都有时间来完成这件事情，为了生活的平衡，方方面面的事情都能照顾到，我们需要选择一个更长一些的时间单元来描述任务进展。我们可以选择"周""旬""月"等自然的时间单元。选择时间单元有一个参考规范，就是时间单元数最好为 8~16 个。如果一项任务的完成期限是 40 天，这个时候用周、旬或月都达不到最低 8 个时间单元，这个时候，我们考虑以 3 或 4 天为一个时间单元。如果 3 天为一个时间单元的话，就有 13 个单元；4 天为一个时间单元的话，就有 10 个单元。至于选择 3 天还是 4 天为一个时间单元，就看当事人的喜好了。

图示的目的就是要看到自己的进展，因此，我们不仅要统计当下这个项目的具体进展情况，在图 3-4 中，就是虚线表示的部分，虚线表示的是当事人截止到目前时间单元工作任务的总体完成情况，他可以将这个时间单元的累计结果与前面时间单元的累计结果相比，看到自己的进展。例如，在第 2 个时间单元的完成度为 30%，与第 1 个时间单元的完成度为 10% 相比就有进步；而第 4 个时间单元的完成度为 45%，第 3 个时间单元的完成度还是 45%，这表明在第 4 个时间单元并没有进展，这就会刺激当事人采取措施推进任务进度，于是我们看到第 5 个时间单元的完成度提升到 70%。

为了让患者放弃原有的拖延模式，改变为立即行动模式，就需要让患者看到立即行动模式的好处，认识到立即行动模式优于拖延模式。任务开始前，我们可以让当事人根据过去经验描绘一个按照原有的拖延模式任务完成进展情况的折线。图 3-4 中实线所示就是当事人根据过去经验所描绘的当前任务的可能进展折线图，从这个图中我们可以发现，当事人在前期和中期都进展得非常缓慢，只是在最后阶段进行加速。

我们还是以艳红的公司财务分析报告为例说明如何设计结果图示，并通过结果图示来激励艳红早些着手财务分析报告。要用结果图示来说明任务的进展，首先要做的事情就是对任务的完成情况进行量化。对于艳红的财务分析报告来说，至少有如下几种量化方法：（1）按照完成报告的字数或者页面数统计；（2）按照报告的内容模块计算，对不同模块根据消耗时间计算不同权重。

鉴于按照页面数或者文字数计算的方式，没有考虑到有些部分撰写起来容易、有些比较费时，例如，数据统计部分就轻松，公司基本情况介绍就比较容易，而对数据结果分析的文字部分就比较费时间，因此，咨询师与艳红协商议用报告模块（参见图3-5）的方式进行计算，对于报告中的每个模块参考消耗时间和问题难度，给每个模块确定一个任务指数。经过讨论，将公司基本信息模块任务指数确定为5，并把它作为基准确定财务分析报告中其他各项任务的指数分值。经过逐项分析和评分，最终整份报告的任务指数总分为1480分。下面我们给大家介绍具体图示方法。

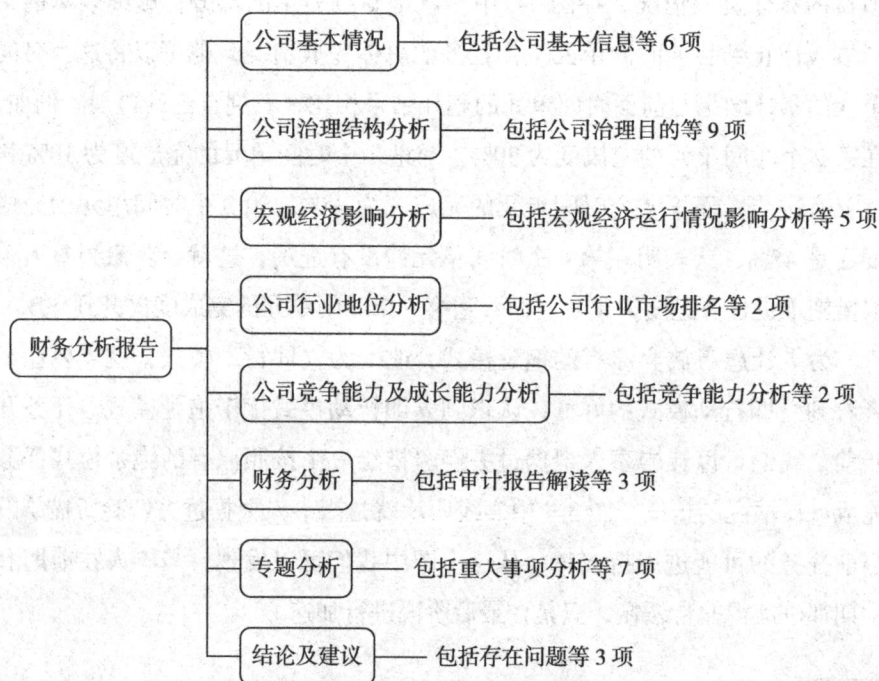

图 3-5　艳红财务分析报告内容模块

　　这次财务分析报告，艳红也是提前三周即21天（9月10日—9月30日）着手准备，如果记录每日进展情况，就可以按照图3-3绘制每日任务完成量图（见图3-6）；如果希望知道总体进度的话，就可以按照图3-4绘制完成进度统计图（见图3-7）。制作完成进度统计图需要划分时间单元，由于艳红决定用21天来完成财务分析报告，如果以3天为一个单元就只有7个单元，单元数有些少，最终决定以两天为一个单元，最后一天视为一个单元，共计11个时间单元。图3-6和图3-7是艳红9月10日—9月24日的财务报告完成情况的统计图。

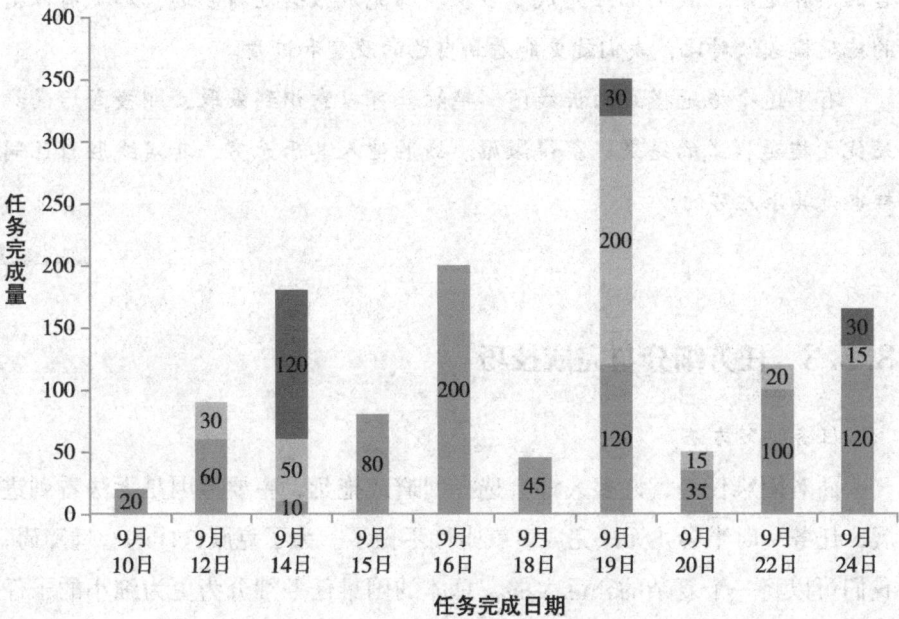

图 3-6　艳红财务分析报告每日完成量统计图

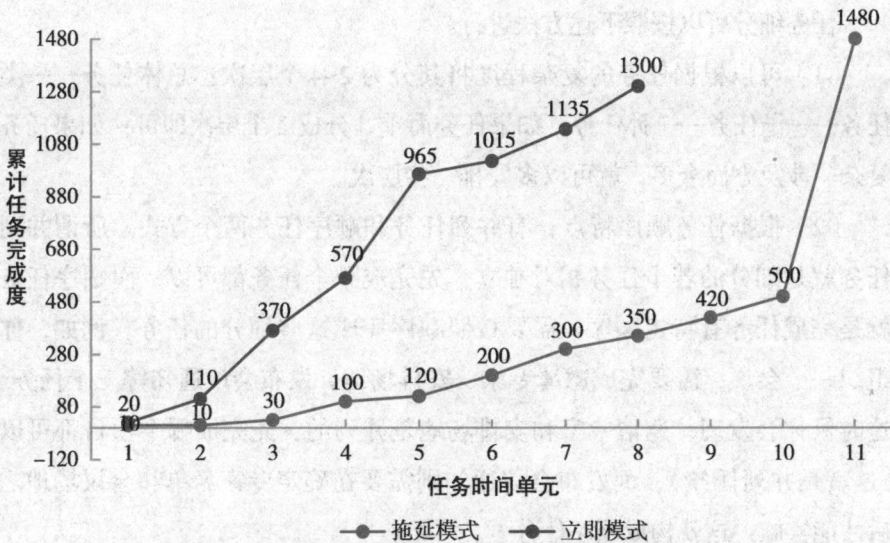

图 3-7　艳红财务分析报告总体完成进度统计图

通过图3-6，艳红和咨询师会发现她哪些天处理了财务分析报告、用了几次时间来处理这个报告、哪些天没有处理。通过图 3-7，我们可以知道报告的总体进展、我们已经完成了多少、离完成报告还有多远，加之有以前的拖延模式做对比，我们就更能看到自己的改变和进步。

有了这个拖延模式的折线图，艳红就可以意识到采取立即模式后的结果优于拖延模式的结果并获得激励。战胜他人其乐无穷，其实战胜自己同样也是其乐无穷的。

3.5.3　任务细分与完成技巧

任务细分方法

面对困难任务，许多人都会选择回避或拖延，主要原因是无法看到进展，任务一时半会儿无法完成，就索性不做了。为了克服这样的心理障碍，我们可以将一个复杂的、巨大的、总体的困难任务细分为更为细小的子任务（见图 3-5），将一个大的、合理可行的目标拆分成若干个小目标，这样每个任务对你而言就会变得更加容易实现。

任务细分可以按照下述方法进行。

（1）可以根据任务的复杂程度将其分为 2~4 个层次：总体任务——类任务——子任务——孙任务。如果任务简单，分成 2 个层次即可；如果任务复杂、涉及方面众多，就可以多安排一些层次。

（2）根据任务顺序特点，有并列任务和顺序任务两个方式。所谓并列任务就是细分的若干任务相对独立，先完成哪个任务都可以；而顺序任务就是完成任务有特定顺序，需要按照顺序完成这些细分的任务。例如，你组织一个会议，需要完成邀请专家、安排场地、发布会议通知等三个任务。这时候你会发现，邀请专家和安排场地是并列的，先完成哪个项目都可以（这就是并列任务）；而发布会议通知则需要在确定专家名单和会议场地之后才能实施，这就构成顺序任务了。

（3）将任务分解结果以"任务树"的形式呈现出来，也可用思维导图的形式呈现。

在拖延回避行为矫正中，我们可以增加一项内容，就是对每个细分任务进行任务难度估值。这样做的目的，是鼓励患者先面对那些难度低一些的任务，让任务取得进展，让患者从易到难有个熟悉的过程，以增加其面对困境任务的信心。

每日任务清单

从上述的任务细分项目中，你可以选择部分任务内容作为今日的任务清单。将其列入今日任务清单后，当事人应当尽量完成清单上的内容。为了提高工作效率，每日任务最好在头天晚上规划好，次日执行即可。

考虑到拖延者在完成任务时候会出现分心等导致拖延的行为，为了保障当前任务顺利完成，当事人需要有意识地提醒自己不要陷入分心行为的陷阱中，可以在今日任务清单中增加有关内容。表 3-5 可以用来规划任务并监管拖延回避行为。

表 3-5　每日任务清单与挑战分心行为监测表

日期	今日要做的事情	完成情况	要避免的分心行为

在今日任务实施之前，先将今日需要完成的细分任务填写在"今日要做的事情"栏目中，每个任务填写一行。如果有分心行为影响任务的完成，就在"要避免的分心行为"一栏里填写应尽力避免的分心行为，如聊天、听音乐、玩手机等。

如果某个任务得以被执行，就在"完成情况"一栏对应条目里划"√"，然后评估自己是否避免了相应的分心行为，如果有效避免了就可以划掉该分心行为，如果没有避免该分心行为就不用划掉。最后，如果一天下来有项目没有被实施，就在相应任务对应的"完成的事情"的一栏中划"×"。

只做 15 分钟策略

面对困难任务才能最终解决拖延问题。只需要坚持短时间（如 15 分钟）而不是长时间（如数小时），会让患者更乐意去面对困难任务。所以，为了激励患者去面对困难任务，可以采取"只做 15 分钟"的策略。

15 分钟策略的意思是，让患者每次面临困难任务（或细分任务）时只需要全情投入做 15 分钟即可，不用坚持很长时间。当患者能够成功地应对 15 分钟任务时，可增强自身的成功感，克服面对任务时的消极情绪。

一旦患者能够成功坚持 15 分钟，可以鼓励患者挑战下一个 15 分钟。成功挑战 15 分钟可以激发患者的自我效能感，并能促进患者改变拖延回避行为的习惯。

这里需要提示的是，当患者能够成功实施 15 分钟策略的时候，咨询师需要鼓励他们称赞自己或者给自己一些物质奖励。

我做，是因为我选择

拖延不能让结果变得更好，但是有计划地完成可以。凡是你所拖延的，都是内心深处不喜欢做的。这时候，我们要停下来，问自己一个问题："当初选择做这件事的时候，我的初衷是什么？"

一旦你能明白自己为什么要完成这件事情，就可以换一个角度来看面临的困难任务了。我们不妨换一种思路，不把任务看成一件"不得不做的事"，而是看成一件"我选择做的事"。

你可以应用这个句式来改变自己面对拖延时的心态：

"我选择做 ×××，因为我想得到 ×××。"
"我选择写期末作业，因为我想得到学分。"
"我选择写毕业论文，因为我想得到学位证。"
"我选择去跑步一小时，因为我想得到健康的体魄。"
"我选择拿起电话去联系那个令人头疼的客户，因为我想得到业绩。"
……

我做，是因为我选择；我选择，是因为我想要。

当我们明白自己为什么要做这样的事情时，我们就容易去面对并主动去做某些事情。咨询师应和患者讨论他为什么要做这个拖延任务，做了这个拖延任务可以得到什么，或者不做就会意味着什么。讨论完成之后，就可以用上面这个格式把讨论内容写下来，把它做成应付卡或是提示卡。当患者遇到拖延任务想回避或放弃的时候，就把应付卡或提示卡拿出来反复读、大声读，激励自己去面对、去挑战。

第 **4** 章
厌学与拒绝上学问题

4.1 拒绝上学的表现与诊断

4.1.1 厌学与拒绝上学

厌学，在中小学生（甚至包括大学生）群体中是非常普遍的现象。在频繁的考试和排名面前，能有多少人喜欢学习呢？本来掌握新知识是非常令人愉快的事情，可以满足自己的求知欲和好奇心，可是当你学习新知识后，参加了考试和排名，你就会发现自己不如别人，这个时候学习就变得不是那么有意思了，而是一个让你感到挫败的领域，让你认识到自己不如别人。在这种情况下，厌学就是非常自然的事了。

多数学生厌学但还能坚持上学，极少数学生则会选择不上学。拒绝上学的形式有多种，轻度的厌学是迟到、不写作业之类，中度的厌学是经常找理由请假不去学校、不参加考试等，有的学生每周都要请一天假不去学校，重度的厌学就是索性待在家里不去学校。

阿茹是一个 15 岁孩子的母亲，她来昭良心理北京中心咨询的主要原因是儿子拒绝上学了。阿茹告诉咨询师说："儿子今年 15 岁，刚考上本市重点中学，进了学校重点班，在学校上了一个月课回家过国庆节，在国庆期间去网吧玩了两天两夜。国庆长假结束该返校了，儿子告诉我说，他不想上学了，不愿意去学校，让家里养他两年等他满18岁了就去外面打工。"阿茹一看儿子不去学校，只好向班主任老师请假说孩子国庆期间生病了，需要在家休养几天。

在接下来的几天时间里，阿茹和丈夫询问孩子为什么不去上学，孩子也不说因为什么，反正没有兴趣再读书了，家长拿他也没有办法。几天后，阿茹在街上碰到孩子的班主任老师，班主任老师询问孩子的健康状态，然后告诉阿茹，她儿子没去上课，班上都好像少了些热闹，要是她儿子能够参加这次月考的话，班级平均分都能拉高不少。回家后，阿茹把老师的话讲给儿子听，儿子听完后显得心情不错，第二天就去学校了，阿茹感到很高兴。

结果孩子去学校上了两天课后，就再也不肯去了，至今已经一个月有余。

其实像阿茹的儿子这样拒绝上学的情况非常多，有些孩子是因为学习不好，对学习感到非常挫败；也有学生是因为人际关系或者生活习惯的适应等方面原因而拒绝上学。

沪宁先生的孩子以前在省城读书，因为中考时发挥失常没考上普通高中，为了孩子的前途，无奈之下，沪宁先生在自己的老家找了一所私立高中。这所私立高中采取封闭式教育，一个月只能回一次家。孩子对这所学校很不满意，不满意学校的管理，看不惯学校的老师和同学，生活上自己也不习惯等。父亲听完孩子的这些抱怨后，告诉孩子要忍耐，要在艰苦的环境中磨炼自己等。就这样，孩子去私立高中继续上学了。今年回家过完春节后，他就再也不回去上学了。父母拿他也没办法，至今都两个多月了。

4.1.2　拒绝上学的原因

学生拒绝上学不仅仅是因为厌学，还有其他方面的原因，就像沪宁先生的孩子，这位学生拒绝上学是因为适应方面的问题。学生拒绝上学有学校方面或家庭方面的原因，具体来说，主要有如下四种原因。

（1）学业失败

学生拒绝上学的主要原因之一就是厌学，就像许多成年人对婚姻感到失望就会想到离婚一样，当学生对学习已经没有什么期待，在学习过程中也没有什么快乐可言，感觉每天去上学就同受刑或蹲监狱一样，自己为什么还要去上学呢？孩子在学习上没有获得成就感，经历了太多的挫折和失败，就容易做出不再上学的决定。简而言之，学业失败是学生拒绝上学的原因之一。

（2）在校人际关系问题

对于多数同学而言，在学习上很难说成功，他们这之所以还能在学校继续待下去，一个重要原因是在学校有同龄的朋友，课余时间大家还能一起玩，放学后还能待在一起。正是因为有好朋友，有和谐的人际关系，使学生还是愿意继续上学。相反，如果自己和同学相处不好，被孤立、被排挤，甚至被霸凌，上学就不是一件令人向往的事。在师生关系上，如果老师经常批评、羞辱学生，学生也很难在学校待下去。总体来说，如果学生在校的人际关系（包括同学关系、师生关系）不好，上学让他感到难堪或羞辱，试想还有谁会愿意去学校上学。

（3）对抗或报复家长

在孩子学习的过程中，家长会要求孩子学很多东西，为了让孩子好好学习，会用各种物质或精神的奖励去诱惑孩子。这些做法让孩子意识到学习是家长最在乎的事情，认为自己是在为父母而不是为自己读书。

在亲子关系这个问题上，一般而言是父母比较强势，居于主导地位，孩子比较弱势，处于从属地位。现在在亲子关系上我们比较强调民主、平等，许多家长往往把握不好其中的分寸与界限，结果亲子并不平等，而是变成了孩子说了算。在亲子互动的过程中，孩子为了实现自己的目标，也学会拿父母的弱点来控制父母。他们认为既然自己是为父母念书，那么自己不上学就是对父母的惩罚。有的孩子就会拿上学来要挟父母，如果他们不答应自己的条件或要求，自己就不去上学。

有的孩子在亲子关系中感到自己被忽视，心理需求未被满足，他们认为自己过得不开心是因为父母的专制或忽视。在与父母互动的过程中，他们发现自己的学习成就就是父母的脸面，自己就是父母最脆弱的地方。既然父母忽视自己、简单粗暴地对待自己，自己就要报复他们。

于是，他们就想要毁了自己，让父母难堪，让父母承受失败的代价；他们把刀往自己身上扎，就是希望看到父母痛苦的样子；他们希望自己过得很惨，就是想看到父母在外面抬不起头的样子。

（4）不上学获益更多

对于一些年幼的学生而言，上学不好玩，而不上学好处更多，如果是这样自己为什么还要去学校呢？对于一些孩子而言，上学要晚上早睡觉、早上早起床，要背书包、要写作业，上课不能乱说乱动，老师还会批评学生；要是不上学的话，有妈妈陪着，有零食吃，能去外面玩，家里的爷爷奶奶等大人都听自己的、让着自己等。两相对比，他们自然就会选择不上学了。

4.1.3 拒绝上学问题的诊断

拒绝上学不是精神科医生关心的心理疾病，因此，在精神疾病诊断中并没有拒绝上学问题的诊断标准。但学生拒绝上学是重要的学校心理咨询问题，也是家长感到非常头疼的问题，需要我们加以重视和解决。为了给学生本人或家长开展心理咨询辅导，我们就需要给拒绝上学这个问题制定诊断标准，用于判断孩子的表现是否属于拒绝上学的问题。

参考 DSM-5 的诊断标准，我们拟订一个拒绝上学问题的诊断标准供大家参考。

第 1 条 拒绝上学问题应该有下列一项（或更多）的临床症状表现：

● 迟到或者上学前哭闹（经家长反复劝说才去上学），且发生频率在

1/2 以上；

- 旷课或以各种理由请假不去学校，发生频率在 1/3 及以上；

- 持续 1 周以上不去学校。

第 2 条 拒绝上学使学生本人或监护人感到痛苦，给学生本人的学业、人际关系、职业生涯等方面造成损害。

第 3 条 拒绝上学问题通常持续一个月以上。

第 4 条 需要排除下列情形引发的学生不能上学的情形：

- 罹患精神疾病，如双相障碍、抑郁发作、学校恐惧症、精神分裂症等；

- 罹患躯体疾病，身体条件不允许等；

- 家庭条件或父母不允许等；

- 学校实际存在针对学生的威胁或危险，如霸凌。

我们对上述标准做一个说明。

（1）**拒绝上学问题有三种临床表现形式**：①每天都上学但存在迟到或上学前的苦恼，虽然学生最终去学校了，但存在某种程度的抗拒；②不连续上学，以各种理由请假或者旷课的方式回避学校，这也是拒绝上学的表现；③连续数天不去学校，这是最典型的拒绝上学的形式。

（2）**拒绝上学需要达到一定的严重程度标准，造成社会功能损害才能称为问题**。如果学生拒绝上学并没有带来社会功能损害或者导致临床意义上的痛苦，这就不是问题。例如，有个中学生成绩差上课听不懂，他选择不上学而是出去上班，这是自愿选择，家人也同意，即使他正常上学毕业，未来也可能是相同的结局，都要出去打工。这种情况的不上学（即辍学）就不是我们需要解决的问题了。

（3）**病程问题**。一些偶然的因素也会导致学生拒绝上学，只有问题持续一段时间我们才确定为心理问题。在这里我们给出了持续 1 个月的标准，这个标准只是参考，如果标准定得宽泛些，持续 2 周以上也是可以的。

（4）**排除标准也非常重要**。导致学生不去学校的原因有很多，其中许多是外部的客观原因，这些原因不属于心理咨询的范围，我们就需要把它排除在外，如精神疾病、躯体疾病、家庭条件和学校条件等方面的原因。这就是说，如果是因为精神疾病等这些因素引发的拒绝上学，就不适用本章讨论的咨询目标、咨询计划和咨询方法了，需要用其他方法来解决。

4.2 拒绝上学问题的 CBT 解释

前面我们讨论了学生拒绝上学有四个方面的外因，它们分别是：学业失败、在校人际关系问题、报复或对抗家长，以及不上学获益更多。这四个原因中的前两个是学校因素，后两个是家庭因素，这就是说学生不愿意上学有可能是学校方面导致的，也有可能是家庭方面导致的。在分析学生拒绝上学的原因的时候，需要从学校和家庭两个方面寻找。

这四个方面因素是外因，那么内因又是什么？学生做出拒绝上学的行为反应又是怎样的心理过程呢？对于这个问题，我们可以用贝克认知疗法 T 字模型（见图 4-1）来分析与解释。在这个模型中，学业失败、在校人际关系问题、对抗或报复父母，以及不上学获益更多等外因属于情境，而学生本人拒绝上学（例如，迟到、上学前苦恼、旷课、找理由请假、持续不去学校）属于行为反应。

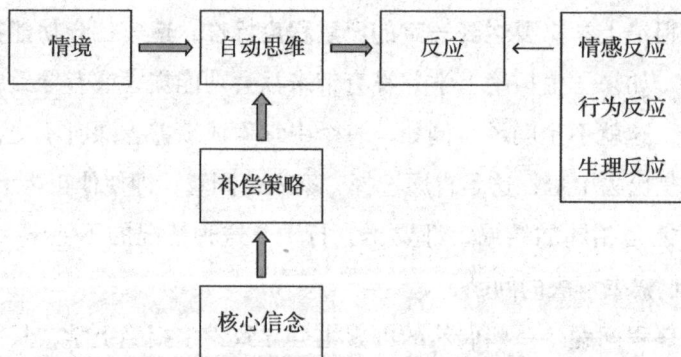

图 4-1 贝克认知疗法 T 字模型

从"情境—自动思维—反应（行为反应）"概念化角度看，学生做出拒绝上学的行为反应的直接原因是情境和反应之间的自动思维。也就是说，面临这些具体情境的时候，学生如何看待或解释这些情境将直接导致学生做出拒绝上学的行为反应。

阿茹的儿子中考时高分考入当地重点中学重点班，9 月份升入高中后，仅上学一个月便在国庆放假期间决定不再上学了，让家里养他两年到 18 岁，成年了就可以出去打工挣钱养活自己。阿茹的儿子为什么会做出这样的决定呢？

咨询师和这位学生进行了会谈，他讲述了自己内心的想法。他说自己进入高中后感到压力非常大，班上都是尖子生，人人都很优秀，班里同学在课堂上回答问题非常踊跃，不仅回答得快而且比自己回答得好；在各科学习上，他对数学和物理感到有些吃力，老师讲得很快，有些问题还没有弄清楚就讲过去了，知识掌握得不像初中那样牢靠。

阿茹的儿子觉得自己没有希望战胜他们，即使努力学习自己的排名也是班级倒数，自己也绝无可能恢复中考时期的辉煌——班级第一名、年级前三名。既然自己不是读书的料，不适合读高中，读完高中也考不上好大学，那么还不如不要那么辛苦，也不要去学校丢人，成为别人眼里的"学渣"。

阿茹的儿子决定不去上学的主要原因是学业失败。对他来讲，进入重点中学的重点班，班上同学都是优秀学生，在高手如林的班级里，他没有调整好自己的预期，事实上，即使他在班上成绩中等也不错，毕竟班里的每个人都是优秀者，自己成为他们中的一员也很好。相反，他继续坚持初中阶段的思考模式，和他人比较，要超越他人成为班级第一名。于是，他就有了这样的认识：自己回答问题不如别人快和准确，数学和物理有些听不懂，知识掌握得不如以前那么牢固。在这样认知的基础上，他得出这样的结论：自己是别人眼里的"学渣"，去学校上学就是丢人。正因为有了这样的认知，他做出了逃跑反应——拒绝上学。

美国心理学家沃特·坎农说，当个体面临挑战的时候，个体会对挑战情境进行评估，如果认为自己能够赢，就会选择"战斗"；如果觉得自己会输，就会选择"逃跑"。这是人面临挑战情境的两种反应——战斗或逃跑反应（Fight-or-flight response）。阿茹的儿子从重点中学的重点班逃离了，不去学校，因为他认为自己不能赢。

阿茹的儿子因为学业不成功而逃离，其他的学生可能因为在校人际关系问题，也可能因为不适应学校生活而逃离。与学校和老师的矛盾也可能是学生拒绝上学的诱因，有的学生觉得老师管理太严厉、不公平、不讲道理，例如，在发型和着装要求方面；有的学生觉得老师随意辱骂自己，或者偏心他人，这对自己不公平，例如，在处理学生之间的矛盾和维持班级纪律方面。学生对学校管理和老师言行的看法（认知）就成为其拒绝上学的直接原因，如果学生能够理解学校的管理制度，能够换个角度看待老师的言行，自然就不会选择"逃跑"反应了。在学校里面，学生和同学之间的关系和矛盾，以及被人孤立、嘲讽等同样能引发学生拒绝上学的行为反应，这里就不再赘述了。

有个朋友向咨询师介绍自己侄子的情况，希望了解自己能够怎样帮助侄子。

这位朋友说，他的侄子在一所民办高中读书，有1/3的时间不去上学，有时整夜在外面玩。他还在耳朵上打孔，并学会了抽烟，学校现在不要他了，让家长给孩子办转学。家长现在也不知道该怎么办，没有学校愿意接收这个孩子，孩子还小不能出去打工，要是被学校开除了，孩子没处可去，就会整天跟一些坏人交往，将来就可能彻底变坏。

这位朋友说，他侄子小时候是个学习很不错的孩子，小学三年级时还当过学校少先队的大队长。

在侄子上四年级时，侄子的父亲，也就是自己的哥哥遭遇车祸两条腿截肢，哥哥以前是一个风风光光也受人尊重的人，现在变成了一个坐轮椅的残疾人。在家里他们夫妻经常争吵，后来嫂子就和哥哥离婚，侄子归哥哥抚养。离婚后，侄子和他爸爸相依为命，由于哥哥残疾，生活不方便，侄子除了上学，每天回家还要做家务。哥哥残疾后，心理上不能接受这个事实，变得非常易怒，经常打骂侄子。

侄子还小的时候常会在晚上躲在被窝里哭，他很想妈妈。后来，他根本不提妈妈这个人了，心里似乎没有了妈妈。进初中后，侄子的情况越来越糟，学习一天天变差，而且变得冷漠无情。初二以后就开始找女朋友了，两三个月换一个，根本和别人没感情。哥哥看到孩子变成这样子，深感自己教育不好孩子，就找到前妻，要求前妻把孩子的抚养权拿过去，管管孩子，侄子的妈妈和她现任丈夫答应了。

侄子就住进了他妈妈的家，继父对他也不错，物质上尽可能满足他。他妈妈更像是在补偿过去的不足、寻求良心的安宁，整天盯着孩子，唠唠叨叨地教育他要走正道，但是侄子并不领情。他就问侄子，为什么有这么好的条件还不能安心读书？侄子说："我为什么要让她高兴？"

这位朋友的侄子隔三岔五不去学校上学就是我们讨论的拒绝上学的一种表现形式，让人感到讽刺的是：他快如愿了，学校已准备劝退他了。对朋友的这位侄子来说，他的生活条件变好了，小时候思念的妈妈也在跟前，也不用做家务了，可以好好读书了。只能说这只是我们旁观者的良好心愿，对于一个遭受父亲暴力对待和母亲抛弃的孩子、一个被父亲和母亲伤害的孩子来说，他也希望能够让父亲和母亲感受这种伤害，他发现读书和走正道是他妈妈在乎的事情，他就偏不好好读书，这样做就是为了让妈妈不高兴，就是为了让妈妈痛苦，以报复妈妈当年离他而去，让他独自面对艰难的生活。

从这里我们就可以发现，出于对抗或报复家长的想法而拒绝上学的学生，他们之所以选择拒绝上学，是他们认为自己是在替父母上学，拒绝上学可以伤害父母。如果学生认识到学习主要是为了自己，不上学的话，父母虽然会失望但也会让自己丧失前途和未来，我想他们就不会这么做了。

通过前面的讨论，我们发现学生选择拒绝上学，是因为他们在面临学业失败、在校人际关系和家庭亲子关系问题时，他们的认知（即自动思维）直接决定他们的做法。阿茹的儿子觉得上学让他觉得自己是"学渣"，朋友的侄子觉得不上学可以让母亲伤心，因为他们有这样的认知，才会选择拒绝上学的行为反应。

这些拒绝上学的学生为什么会有这样的认知（自动思维）？图 3-1 中"T"的一"竖"提供了答案，在"自动思维—中间信念—核心信念"中，我们知道自动思维最终是由核心信念决定的。这就是说，学生产生上述想法是由他们的内心的核心信念决定的。

对于阿茹的儿子来说，他的核心信念是"我是无能的"。进入高中重点班以后，遭遇学业挑战，学习状态和成绩不能保持领先，他的负性核心信念"我是无能的"就暴露了，为了保护自己，他选择了逃避。个体的核心信念是在童年时候形成的，阿茹的儿子认为自己是无能的这个信念很早以前就形成了，但他通过追求优秀和保持领先的方式，让自己感到"我是有能力的"。他相信"如果能够做到名列前茅，自己就是有能力的"（中间信念），因此追求优秀和保持领先就是他的补偿策略（补偿策略是中间信念的一种表现形式）。这种补偿策略（或中间信念）在小学和初中成功应用，就没有表现出心理问题，那时候的他就看起来比较正常或健康。

对于朋友的侄子来说，父母婚姻发生变故，以及由此带来的父亲简单粗暴的对待和母亲离他而去，这让他形成了"自己是不可爱的"核心信念，面对简单粗暴和情绪易怒的父亲，他想"如果我顺从父亲，他就会喜欢我"（中间信念），他采取了顺从的策略，试图按照父亲的要求去做，顺从父亲的心愿。但父亲对自己的愤怒和躯体虐待并没有因为自己的顺从而有所减少，显然他的策略并不太成功。随着他的长大，身体能力和活动能力增强，他不再像过去那样顺从，而是选择自暴自弃的方式，他已经不再害怕父亲的暴怒了，他可以跑得远远的，可以不回家，可以从朋友那里得到温暖和友谊。

到母亲家后，母亲不像父亲那样凶巴巴地对待他，而是尽量满足自己的愿望，尽量顺从自己，就像过去自己尽量顺从父亲一样。看到妈妈这个样子，他认为"妈妈是不可爱的"（以前他认为是自己不可爱，妈妈才不要自己的），是妈妈抛弃自己才导致自己经历了这些不幸和苦难，既然妈妈是不可爱的，就应当受到惩罚，他信奉"如果妈妈生活不开心，我就是对的"的信念（中间信念），因此采取自暴自弃的策略，用伤害自己的方式来伤害妈妈。因为他发现自己也没有什么可以攻击妈妈的，只有自己是妈妈最看重的，朋友的侄子最终就以攻击自己、毁了自己作为报复母亲的手段。他希望通过攻击母亲把"自己是不可爱的"变成"妈妈是不可爱的"，他想"如果妈妈是不可爱的，自己就是可爱的"。

4.3 拒绝上学问题的治疗原理

认知行为疗法解决心理问题，主要是通过认知改变和行为改变两条途径去干预的。这两种干预的理论基础就是认知行为疗法的环路模型（见图4-2）。学生拒绝上学的原因，如学业失败、在校人际关系问题、家庭中的亲子关系问题和父母教养方式问题等，在这个模型中都是一个个的具体情境。学生在这些情境中就会产生一些想法，这个想法被称为认知（或自动思维），在认知驱动下产生情绪和行为，这些行为的后果构成新的情境，开始新的认知循环。

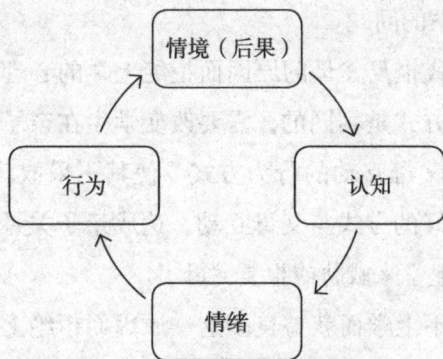

图 4-2　认知行为疗法环路模型

无论拒绝上学的原因是什么，认知行为疗法都需要通过改变认知和改变行为的方式来解决导致学生拒绝上学的问题。例如，学生因为学业失败而拒绝上学，心理咨询师就需要改变学生对于引发学业失败情境（如作业无法完成、考试成绩不如他人）的认知，让学生相信通过自己的努力和改进学习方法以及进行其他的调整，自己还是有可能取得学习上的成功的。一旦学生的认知改变，认为自己还能够取得成功，自然就不用回避学校，也不用拒绝上学了。实际上，仅仅改变认知是不够的，还需改变行为，一些无效的行为改变不能保障学生取得成功。

只有在咨询师的指导下，辅导学生改变学习方法和学习心态等，学生发生有效的行为改变，最终的结果是成绩提高。成绩提高是有效学习行为的后果，也是新的情境，这个新情境引发学生的新认知，学生发现自己的成绩是可以提高的，局面是能够改变的，这就巩固了原先认知改变的内容。假以时日，学生的认知改变会促成行为改变，而行为改变又会巩固认知改变，最终的结果是学生成绩上去了，导致学生拒绝上学的外因也就解决了。自然而然，学生也就不存在拒绝上学的问题了。

其他类别的拒绝上学问题的解决路途也是类似的，需要通过认知改变和行为改变解决引发拒绝上学的具体诱因。例如，对于在校人际关系，无论是师生关系还是同学关系，心理咨询师都需要帮助学生改变对具体人际情境中的人和事的看法（自动思维），一旦改变认知，学生就可以调整与人相处的方式，行为方式的改变能够带来人际关系的好转，成功解决师生关系的问题、同学关系的问题。

学生出于对抗或报复父母的原因而拒绝上学的心理咨询干预策略和处理学校师生关系的方式是相同的，需要改变学生在亲子互动的具体情境中的认知，改变其与父母互动的行为方式，使其不采取对抗或报复的方式，而是采取积极和友好的方式与父母互动，达成亲子关系的改善，这样学生自然就不会以拒绝上学来威胁或报复父母了。

假如学生因为不上学而获益良多这一原因而拒绝上学，认知行为疗法的干预方式是从改变行为后果入手。在过去学生不上学可以得到很多的好处，但现在不上学却一点好处都没有，反而很乏味。这样一来，学生就会觉得还是上学好一些。心理咨询师可以通过与家长协同的方式，说服家长放弃孩子不上学而获益的做法，即心理咨询师可以干预行为的后果。这样干预的理论模型同样是图 4-2 的环路模型，这时的起点是行为。也就是说，当学生做出某种行为之后，家长给予某种后果（过去是给很多好处，而现在是拿走好处，让不上学的日子变得枯燥乏味），学生对这个后果（即新情境）会产生某种认识，例如，待在家里不如学校好玩，于是对在家感到厌烦，然后做出行为改变——上学去。这样，学生拒绝上学的问题就解决了。

通过上面的讨论，我们知道认知行为疗法主要通过改变当事人（学生）对引发拒绝上学的各种具体情境的认知和行为，使得行为后果发生改变，而通过后果的改变（变得积极向好），学生认知会发生积极改变，行为改变得到巩固，从而解决拒绝上学的问题诱因。在这里，心理咨询师是通过改变学生的认知和行为来改变结果的。

鉴于学生处于发展成长的过程中，心智不太成熟，处理问题的能力有所欠缺，如果有可能，心理咨询师应当通过与相关成年人联系，取得成年人的协助和配合，一起来改变学生行为的后果（或情境）。一旦成年人或他人改变行为后果，也能促成孩子的认知改变和行为改变，从而解决拒绝上学的问题。

例如，孩子出于对抗父母或报复父母的原因而拒绝上学，咨询师就可以与学生家长沟通，改变家长对待孩子的态度，通过家长与孩子的共同努力来改善亲子关系，学生自然就不用通过拒绝上学的方式来对抗或报复家长了。另外，我们刚才也提到学生不上学因为获益甚多这种情形，也是通过与家长协作的方式，拿走孩子不上学的获益而解决问题。因此，我们只要知道孩子不上学的原因与父母有关，就应当寻求父母的协助，改变父母的应对方式（即改变孩子行为的后果）。

当然，孩子拒绝上学可能也与学校、老师和同学有关，或许是因为学业问题，或许是因为师生关系、人际关系问题。如果有可能，咨询师直接或者通过家长与相关人员取得联系，邀请他们对孩子的良好行为做出积极反馈，这也有利于解决拒绝上学的问题。

总之，解决学生拒绝上学的问题存在三条途径：改变认知、改变行为和改变后果。

认知行为疗法是标本兼治的疗法，它不仅可以治标也能治本。我们上面讨论的是治标的问题，就是消除引发拒绝上学问题的直接相关认知、行为和后果。从贝克认知疗法 T 字模型可以知道，具体情境中的认知（即自动思维）是由更为深层的信念（中间信念和核心信念）决定的。如果要治本，我们就需要修正引发自动思维的深层信念。

在学生的童年时期，重要他人的期望、社会比较和经历创伤事件等可能导致他们形成了负性的核心信念，为了保护或遮掩自己的核心信念，便发展出补偿策略，基于这个补偿策略，他们在面临特定领域时就形成了中间信念，并在这些中间信念的指导下应对生活中发生的具体情境。

对于自我的核心信念来说，有两类常见的负性核心信念，一类是"我是无能的"，一类是"我是不可爱的"。这些信念都是在与父母和老师的高期望（如要求考更高分、表现更好）或拒绝的情绪（如严峻的表情、愤怒的情绪），在与同胞和同学的社会比较（如学习成绩、能力表现、欲求满足）、在经历创伤事件（如学校霸凌、父母离异、丧亲）中形成的。

那些认为自己是无能的学生，就会想办法解决无能这个信念。像阿茹的儿子，他就采取了争取考试名列前茅的方式来掩盖"我是无能的"核心信念，一旦不能取得成绩优势，就产生逃跑的想法。我们通过前面的自动思维阶段的辅导，让学生改变认知和行为以提升自己的学习成绩，增强学习的信心，使学生放弃辍学行为。但在高手如林的班级里，阿茹的儿子不一定能够取得名列前茅的好成绩，也许排名能够做到中等或者中等偏上。

如果阿茹的儿子还坚持原有的补偿策略和中间信念，一定要用名列前茅来证明自己不是无能的，他对学习感到沮丧甚至绝望就是不可避免的。为此，心理咨询师要针对其补偿策略（及其中间信念）和核心信念开展工作，让阿茹的儿子放弃追求名列前茅的补偿策略，把战胜自己和超越自己作为应对学习的策略（新的中间信念），改变自己是无能的核心信念，调整为"自己是有能力的，但并不是全能的"（新的核心信念），让他认识到排名第一、排名第十及排名一百，它们之间只是能力程度的差别，而不是有或没有能力的问题。

对于那些认为自己是不可爱的学生，他们会想办法遮掩这个负性的核心信念。有些人以顺从听话（甚至是逆来顺从）为策略处理各种人际关系，希望他人喜欢他、接纳他和肯定他。但他们发现，学校老师要批评他、讽刺他，学校的同学会欺侮他、嘲笑他，自己的父母会简单粗暴地对待自己。他们的策略不管用了，于是有的学生选择了逃避，有的学生选择了对抗或报复。那些因在校人际关系和亲子关系存在问题而拒绝上学的学生中，多数学生的核心信念是"我是不可爱的"，他们常用的补偿策略就是顺从——在家听父母的，在校听老师的，与同学相处时尽量不与他人争执。

尽管他们这样做有可能莫名地遭受老师的批评，他们受不了这样的批评，更多的原因是发现自己不被老师喜欢（因为老师批评了自己），没有脸面再去学校了，也就拒绝上学。尽管他们尽量不与同学争执，但他们依然发现有同学欺辱、嘲笑和孤立自己，他们不想这样被对待，于是也不去学校了。尽管他们顺从父母，但父母还是会批评和惩罚自己，自己顺从的策略遭遇失败。对于这个家，他是无法逃离的（当然有人选择了离家出走），他需要待在家里，于是他们选择了"战斗"——与父母对抗，报复父母。

对于核心信念是"我是不可爱的"和补偿策略是顺从的、回避的、报复的学生来说，尽管我们通过自动思维阶段的工作暂时处理了这些学生与老师、同学和家长之间存在的关系问题，使其回到了学校，但如果再次发生类似的人际关系问题，他们依然有可能拒绝上学，甚至出现其他的问题，如离家出走，甚至自杀和杀人等极端情况。

因此，心理咨询师需要在前面阶段的基础上，继续处理这些学生的补偿策略（和中间信念）以及他们的核心信念。首先他们需要认识到有人喜欢你，同样地也有人不喜欢你，我们不可能让所有人都喜欢自己；喜欢你的人有时也会烦你，烦你的人可能也是喜欢你的。有了这样的认识，他们就不会去追求让他人完全地喜欢和接纳自己，能够接受他人的批评和不满，能够接纳有人不喜欢自己的情况。有了这样的认识，他们就会修改自己的补偿策略，如将顺从、回避或"战斗"调整为因人而异或因情况不同而采用不同的策略。有了这样的认知和这样的策略，他们就能够更好地与他人互动，更好地处理人际关系，长期保持心理健康，而不仅仅是停在表面性地解决拒绝上学的问题上。

总之，处理拒绝上学学生的中间信念（含补偿策略）和核心信念，不仅可以预防拒绝上学问题的再次发生，还能增强学生的适应性，减少更多心理问题的发生，使其长期维持良好的心理健康水平。

4.4 拒绝上学问题的咨询方案

通过前面的学习，我们知道引发学生拒绝上学的诱因各不相同，有的是来自学校的原因，有的是来自家庭的原因，有些是来自学业的原因，有些是来自人际关系的原因，有些则是在家比在校更好等。原因不同，所引发的认知的情境也就不一样，需要做出的认知和行为改变自然就不相同。因此，我们需要根据不同种类的诱因，制订有针对性的咨询目标和咨询计划。

4.4.1 拒绝上学问题的咨询目标

学业失败而拒绝上学的咨询目标

学生因为学业失败而选择拒绝上学，心理咨询师在咨询过程中，既要帮学生回到学校继续上学，还要帮助解决学业失败的问题，让学生的学习取得成功，如果有可能的话，心理咨询师还需要帮助学生调整补偿策略和核心信念，奠定心理健康的基础，使其能够健康成长。具体来说，这类问题的咨询目标如下：

- 解决拒绝上学的问题，使其回到学校坚持正常的学习；
- 迎难而上，面对学习困难和障碍时不逃避；
- 改进学习方法和学习行为，提高学习有效性；
- 调整学习的期望和学习心态；
- 建立超越自己而不是超越他人的学习信念（中间信念）；
- 修正学生的负性核心信念，变成积极的、正性的核心信念。

在校人际关系问题而拒绝上学的咨询目标

有的学生拒绝上学是因为学校的人际关系问题，如师生关系或者同学关系。他们没能处理好这些人际关系，感受到来自其他人的批评或敌意，感到自己无法应对这种人际关系，就会选择逃避，不再上学了。对于因为人际关系问题而导致的拒绝上学问题的心理咨询，首先，要解决的问题是要让学生回到学校，处理回到学校中有关人际互动情境中的认知和行为应对；其次，调整和修正学生为人处事的方式，帮助学生建立良好的师生关系或同学关系；最后，如果有可能的话，可以进一步讨论核心信念的修正。这类问题的咨询目标如下：

- 解决拒绝上学的问题，使其回到学校坚持正常的学习；
- 迎难而上面对困难，改善与相关人员的人际关系；
- 改进人际互动的方式方法，使得人际关系更和谐；
- 调整相关人际关系的期望和心态，如接受有人不喜欢自己；
- 修正僵化的人际关系模式，建立因人而异、视情况而定的相处之道；
- 修正学生的负性核心信念，变成积极的、正性的核心信念。

亲子关系问题而拒绝上学的咨询目标

有的学生因为在校人际关系问题而不去上学，而有的学生却是因为家庭的人际关系不去上学。家庭里的人际关系主要是学生与监护人（经常是父母）的人际关系问题，有些学生因为对父母（或其他监护人）不满或敌对，采取拒绝上学的方式来报复对方。

对这类问题的咨询，心理咨询师应当协同处理引发学生拒绝上学的亲子纠纷或矛盾。当然这需要得到父母的配合，先让孩子回到学校继续上学，然后协同处理亲子关系问题，调整亲子之间互相沟通的方式、父母的教养方式等，让亲子关系和亲子教育更加和谐，最后，如果有可能的话，可以进一步讨论学生（和家长）的核心信念的修正。这类问题的咨询目标如下：

- 解决拒绝上学问题，使其回到学校坚持正常的学习；
- 增强学生对父母的理解，有初步的共情能力；
- 调整学生与监护人的相处方式，用更有效的方式沟通；
- 调整监护人与学生的沟通方式，使其能倾听和理解孩子；
- 改善监护人的教育方式和方法，既要避免简单粗暴，也要避免退缩忍让；

● 建设融洽和谐的亲子关系；

● 修正学生的负性核心信念，变成积极的、正性的核心信念。

因不上学获益而拒绝上学的咨询目标

学校对一些孩子来讲并不是一个有吸引力的地方，在家里或在校外要比待在学校更好些，基于这样的理由，他们往往就不情愿去上学了。对年龄小的孩子如幼儿园和小学阶段的孩子来说，和妈妈待在一起很安全、很开心，但是如果到幼儿园和学校，就要离开妈妈，会缺少安全感，在幼儿园或学校里，他们可能无法与同学或老师建立良好的关系，与他们相处得不愉快，也可能无法适应学校的作息时间等，在他们看来还是在家舒服些。对年龄大的孩子（比如中学生）来说，他们不去学校倒不是因为舍不得离开妈妈，而是待在学校太辛苦、学习压力大、听课写作业太累、经常受到老师的批评等，还是待在家里舒服些，可以玩电脑、玩游戏、睡懒觉，他们也可能会选择逃课，成天在社会上玩，聚众吃吃喝喝，惹是生非等。由于现在学校一般都是封闭式管理，学生逃课到校外玩要比较少了，不上学待在家里的更为常见些。

对于这类问题的咨询，咨询师需要和家长取得合作，通过改变学生在家和在校行为的后果，让学生选择回到学校。在孩子回到学校后，咨询师可以请老师协助处理学生在校适应的问题，提升学生应对学校人际关系（师生关系、同学关系）的能力，建立良好的人际关系，增强学生学业适应和生活适应的能力，完成学校的课业要求及遵守各种管理制度和规范。这类问题的咨询目标如下：

● 解决拒绝上学的问题，使其回到学校坚持正常的学习；

● 取消不上学行为的强化物（如上网、睡懒觉），对上学行为实施强化；

● 能享受到在学校的快乐，如学习进步、受他人表扬、认识新的好朋友等；

● 调整亲子关系，以利于孩子回到学校上学；

● 增强学生对学校人际关系（师生关系、同学关系）的适应能力；

- 与老师关系和谐，能够交到几个好朋友；
- 遵守并适应学校的作息和相关管理制度；
- 适应学校教学方式和完成相关课业任务。

4.4.2　拒绝上学问题的咨询计划

拒绝上学问题的心理咨询遵循认知行为疗法"先治标再治本"的原则，也就是说，心理咨询师应当与学生（及其家人或老师）一同先解决学生回到学校正常上学的问题，然后再解决导致学生拒绝上学的诱因——学业失败、师生关系、同学关系和亲子关系等方面的问题，如果有必要再考虑修正学生的中间信念和核心信念，塑造健康人格，维持心理健康水平。

拒绝上学问题的咨询与学生年龄有一定关系，一般来说，对处于义务教育阶段的学生，拒绝上学问题咨询的最终结局应当是使其回到学校继续上学；而非义务教育阶段的学生（如高中生、大学生），心理咨询的结局则有可能是回到学校继续上学，也有可能是走入社会开始职业生涯。无论选择上学还是工作，都不应该是宅在家里啥也不干、啥也不做。

随着学生年龄增长，其自主性也在增强。相对来说，幼儿园和小学阶段的学生更容易受家长的影响，家长在幼小学生那里有更大的决定作用和影响力，因此，对幼儿园和小学生拒绝上学的咨询主要对象应当是家长为主、学生为辅，即心理咨询师主要与家长会谈，必要时与学生会谈；对于高中生（及大学生）的拒绝上学问题的咨询，由于他们已有成年人的意识，也有思考能力，家长对他们的影响力下降，因此对高中生和大学生的咨询应当以学生为主，心理咨询师主要与学生本人开展会谈，家长做适当的配合即可；对初中生而言，他们处于青春期，这是一个从儿童到成人的过渡时期，因此对初中生拒绝上学问题的咨询，就需要同时针对学生和家长开展工作。对初中生的咨询，心理咨询师应当采取"学生优先，家长其次"的原则，即心理咨询过程中先安排与学生的会谈，然后再安排与家长的会谈，必要时安排与学生和家长一起会谈。

学生拒绝上学问题有严重程度的区别：①比较轻的拒绝上学就是迟到

和上学前哭闹，这样的学生还坚持每天去上学；②中等程度的拒绝上学就是旷课和借故不去学校，他们表现为有时去学校，有时不去；③严重程度的拒绝上学就是持续一段时间不去学校，通常来说以持续1个月为标准（不包括正常的放长假，如寒暑假、国庆长假），持续不去学校就要比有时不去学校问题严重得多。

持续不去学校的时间越长，问题越严重，持续不去学校不仅影响学生的学业，还会影响其正常的人际关系、亲子关系，好多学生不去学校就宅在家里，不做运动，吃饭睡觉也不规律，这就会影响到身体和心理健康。可见，长时间拒绝上学是非常严重的心理问题，需要引起家长和老师的重视，它的严重程度不亚于抑郁障碍。从心理咨询工作的实务经验看，学生持续不去学校的时间越长，解决起来就越困难。如果学生持续1年以上不去学校，解决起来就非常困难了，因为学生已经适应了不上学的生活，对学校生活已经陌生了，重返学校还会面临学业和学校人际关系方面问题的挑战。持续不去学校的时间越长，学生就越难以回到学校了。

因此，一旦出现孩子持续一周以上不去学校的情况，家长就应当重视，及时加以解决。通常情况下，孩子持续不去学校一个月以内解决起来还较为容易一些，超过一个月就比较难解决了。

由于引发拒绝上学问题的诱因不同，心理咨询在实施过程中也有差别，下面我们分别介绍不同类别拒绝上学问题的咨询计划。

学业失败而拒绝上学的咨询计划

对于学业失败而引发的拒绝上学问题的咨询，按照认知行为疗法的咨询流程，先进行评估性会谈，然后开展咨询性会谈，咨询性会谈按照自动思维阶段、中间信念阶段和核心信念阶段展开，最后才是巩固性会谈阶段。我们按照这个顺序规划心理咨询的进程，以小节（每小节包含2~4次会谈）为单位做出心理咨询计划。

第1小节：心理评估与心理教育

心理咨询师向学生本人及相关人员（比如家人）搜集资料，排除其他因素引发拒绝上学的情形，做出心理诊断，然后与学生及其家人协商咨询目标，介绍咨询计划，对相关问题进行心理教育。

心理评估：一般情况下，先向学生本人了解有关情况，然后向家长和学校老师了解更多资料，搜集资料时避免先入为主。首先确认学生拒绝上学的具体表现，如迟到、旷课还是持续不上学，了解这些行为的前因后果。需要考虑学生拒绝上学是否存在其他原因，如罹患精神疾病、躯体疾病、家庭条件或学校条件等相关因素（具体见拒绝上学问题诊断中的第 4 条标准）。明确学生是因为学业失败问题，并非其他原因引起拒绝上学的问题。

明确咨询关系：由于拒绝上学问题可能会有家长或学校老师参与，因此在咨询开始阶段需要明确与学生本人、家长和老师之间的会谈关系形式和模式。首先，需要根据年龄特点确定主要会谈对象是学生本人还是家长；其次，需要确定会谈对象顺序，是先与学生谈还是先与家长会谈；最后，需要确定是否需要学校和老师的配合。咨询师需要处理好问题解决过程中与学生本人、学生家长和学校有关老师的协调和合作关系。

心理教育：心理咨询师需要向学生本人和家人介绍拒绝上学问题的咨询目标、干预的原理和咨询计划，并与他们取得共识。对于高中生（及以上）的咨询目标，可以不明确为回到学校，他们也许不想上学，想要进入社会工作，可以表述为"确定生涯发展方向并实施"。

第 2 小节与第 3 小节：回到学校继续上学

本小节主要针对持续不上学的学生，如果拒绝上学表现为迟到、上学前苦恼、偶有缺课的形式，就跳过本小节直接进入下一小节。如果学生持续不上学，首先要解决的问题就是使其回到学校，虽然回到学校不意味着问题已经解决，但它是问题解决的开始。要让学生重新回到学校，家长要做的事情就是禁止学生宅家获益，不能让孩子在家里天天打游戏和睡懒觉；再者，应当允许孩子探索各种生存之道，通过探索让他们最终发现，其他生活方式只是看起来很美，实际上并非如此；最后，在心理咨询师的引导下，回到学校探索自己能不能改善学习，让学业更好。

存在即选择：对于人来说，活着（存在）就意味着选择，不同的人选择了不同的存在（即活动）方式，同样的人在不同时期也会选择不同的存在方式。有人选择早睡早起，有人选择晚睡晚起，有人选择上学，有人选择上班，这都是一种选择。对于学业失败的学生来说，他们想要逃离学校，想做其他事情，认为其他事情要轻松一些，但实际上并不是这样，因为他们没有经历过。对于家长来说，我们应当允许学生做这样的探索，学生探索过了，就会发现外出上班或者干其他事情并不好玩，对他们来说，上学是自己最熟悉的事情了，在这种情况下，咨询师和家长不失时机地告知学生我们可以帮助他改善学习状态、赢得胜利，学生自然就愿意回到学校去了。

禁止宅家获益：上学很辛苦，如果宅在家里打游戏、睡懒觉，还有父母伺候着吃喝，又有谁愿意去上学或者工作呢？学生可以选择不上学，可以选择其他生活方式，但是不能选择在家里什么事情都不做，天天打游戏、睡懒觉。作为家长，学生的这种行为是需要禁止的。在家打游戏、睡懒觉并不是一种人生选择，没有人可以这样生活一辈子，这是一种逃避。如果孩子在家，家长放纵孩子打游戏、睡懒觉等，就等于鼓励学生宅家，而不是出去面对学习或工作。孩子可以不上学，但是不可以在上学时间内有打游戏、睡懒觉等行为，学生的生活作息时间应该与上学期间一致。即使孩子不上学，也必须像正常上学那样早起，即使不上学白天，也不能打游戏，只能像上学那样，周末才能玩游戏。

探索之路：我们应当允许孩子探索处理上学之外的其他生涯道路，如打工、开店，甚至是流浪天涯等。在孩子探索的过程中，咨询师和家长不要轻易否定孩子的想法，应当让学生充分思考，寻找证据来检验自己的想法。寻找证据有两种方法，一种方法是亲身实践，一种方法就是访问当事人。当然探索过程其实也包括回到学校，看看回到学校会不会让自己变得更好，能不能解决过去存在的困难。

例如，一个学生考试成绩的班级排名是第 12 名，如果家人或者自我期望进入前 10 名的话，12 名就意味着失败了；但是如果期望进入前 20 名的话，这就是成功了。另外，社会比较也是一个非常重要的因素，如果你取得了第 12 名的成绩，而你的好朋友却取得了第 8 名的成绩，和他相比，你就觉得自己失败了。

从这里我们就可以发现，学生所谓的学业失败在很大程度上是与认知有关的问题。在这个阶段，咨询师要帮助学生本人、家人调整对学习成绩的期望，调整对学习成败的认知，减少社会比较。当然，心理咨询师还需要和学生及其家长一起来改善学生的学习，调整学生的学习方法和学习习惯，目的是提升学习成绩。具体来说，在这个部分需要有三个方面的改变。

改变认知：首先，关于期望与成绩的差距。许多学生认为考试成绩没有达到父母的期望或者自我的期望，就意味着自己的失败。这种想法其实是把理想（期望结果）与现实（当下成绩）对立起来，尽管当下成绩不理想，需要做的事情是想办法解决存在的问题，提高成绩以实现自己的理想，也就是说，要把理想和现实联系起来，从现实走向理想。其次，要能接受暂时的失败或者成绩不理想，鲁迅说"真正的勇士敢于直面惨淡的人生，敢于正视淋漓的鲜血"，我想真的勇士也应该敢于直面糟糕的分数。直面糟糕的分数才能激发前进的勇气，让我们继续前行，并最终取得胜利。最后，超越自己而不是超越他人，学生应当放弃社会比较，也就是不要和他人比较。每个人需要做的事情就是让自己变得更好，虽然考试成绩排名是人与人比较的，但你只有做好自己，让自己取得更多的分数，才可能超越别人。每个学生应当做的事情是不断发掘自身潜力，不断提升自己。

改变行为：改变行为就是改变学习方法和学习习惯，例如，合理安排时间、优化学习环节，敢于面对弱科，对不愿意背诵的知识要多花些时间背诵，喜欢死记硬背的同学就需要进行思考。如果心理咨询师对学生的学习方法和习惯方面存在什么问题和怎样去改善不太清楚，学生本人也可以请教老师和优秀的同学，尝试一些好的方法。只要我们勇于尝试改变，终究能找到有效的学习方法。

改变后果：如果学生愿意花更多的时间去学习，改变学习方法和养成良好的学习习惯，自然希望看到学习有改善、有进步。因此，在心理咨询的过程中，心理咨询师要帮助学生看到学习方面的进步和改善。例如，第一次学习的时候有些内容还不懂不会，但是经过再次学习，或者请教老师和同学之后，这个知识就掌握了，从不会到会就是进步或改善。看到这些改善，学生就愿意继续学习，这也能增强其学习的信心。这里需要注意，一般情况下我们不以考试排名作为成绩进步的标志。另外，在学生面临困难学科的学习过程中，当学生取得进步和改善的时候，心理咨询师、家长和学生本人都要看到进步，并且给予肯定和称赞。来自咨询师和家长的肯定是他人激励，而来自学生本人的肯定则是自我激励。最为可贵的其实是自我激励，学生应当学会自我激励。

上面所讨论的三个改变（认知、行为和后果），体现在咨询会谈的每个具体学习问题的讨论中。咨询师在与学生讨论某个学习问题或学习困难的时候，应该从认知改变、行为改变和后果改变三个角度去思考，帮助学生实现改变，增强其知识技能的掌握和能力的养成。例如，某个学生英语单词记不住，或者物理老师的讲课听不懂，或是数学题不会做，或者月考化学成绩很糟糕等，这个时候咨询师讨论这些情况下的学生的自动思维，然后引导学生进行行为改变（在这里可能是行为试验），看能不能改善学习，一旦实现改变，我们就可以让学生看到这些进步并予以肯定和称赞。经过这样的过程，学生的学习问题可能就会得以解决，学习成绩提升了，学习的信心就增加了。

第 4 小节至第 6 小节：学习信念的修正

个体在幼年时期就形成了核心信念，负性核心信念形成后，便会发展出补偿策略来遮掩这个负性核心信念。当个体进入学校接受学校教育时，他们便发展出关于学校领域的中间信念。这个中间信念指导着他们去面对学业任务。如果中间信念能够有效应对学业挑战，他们便能维持健康状态。随着年龄增长、学习难度增大，或者学校任课教师改变、教学方式改变等原因，个体原来的中间信念就不再适用了，最终导致学生拒绝上学问题的产生。要从更深层解决拒绝上学的问题，就需要修正学生的中间信念。中间信念包括态度、假设和规则三个部分，我们分别就这三个方面的改变做简单说明。

态度修正： 对于学业失败的学生来说，他们对自己的学习成绩要求比较高，一旦学习成绩不理想，就认为自己是无能的。因此他们的中间信念的问题首先就表现在态度上，例如，阿茹的儿子关于学习的态度就是"不能名列前茅就是很糟糕的"，原本这个想法在小学和初中阶段没有问题，但到了重点高中的重点班，在高手如林的集体里，还要维持这样的标准就不再那么容易了。这个态度就需要修改，例如，修改为"竭尽全力就是好的"。

假设修正：假设检验是中间信念修正的核心部分。为了避免态度中描述的糟糕情形，例如，对于阿茹的儿子"不能名列前茅就是很糟糕的"的态度，学生会采取努力策略、回避策略、警惕策略、归因策略等方式来应对。在这里，咨询师可以和学生讨论他们的补偿策略是否有效，以及怎样的假设（补偿策略体现为积极假设和消极假设）更有效些。咨询师可以和患者一起来检验假设并提出新的假设。例如，阿茹的儿子的补偿策略是努力策略，表现在中间信念的假设上就是"如果努力学习，就能名列前茅；如果不努力，就会失败"。努力就能名列前茅是积极假设，而不努力就会失败是消极假设。阿茹的儿子相信努力学习就能成功（过去也许他就是这样取得成功的），但这次努力学习并没有取得名列前茅的结果。这说明假设是有问题的，咨询师要引导他来讨论这个假设是否存在问题，以及应该做怎样的假设更有效些。假设检验的过程中，我们可以通过行为试验等形式让学生认识到：①努力是一个程度问题，是努力多少的问题，而不是有无努力的问题；②要想学习变好，努力只是其中一个因素，还有学习方法、效率和心态等多个方面的因素，需要注意改进其他方面的内容，才能让学习变得更好。经过讨论和假设检验，得出"改进学习方式，能够让学习变得更好"这样的假设，这会比原来的假设更有效些。

规则修正：规则作为态度和假设的自然结果，是具体行为方式的指南。在前面两个部分讨论完成之后，就可以很自然地得到新的规则。阿茹的儿子原来的规则是"我应该努力学习取得名列前茅的好成绩"，而现在他的态度是"竭尽全力就好"，假设是"改进学习方式，能够让学习变得更好"，从这样的态度和假设中自然就会得到这样的新规则："我应该改进学习方式让学习更好。"

中间信念的咨询从识别学生的中间信念开始，然后进行相应的心理教育，接着把学生的态度或假设放到具体的学习实践中去检验（即行为试验），看看怎样的信念能带来更好的学习结果（掌握更多知识技能、取得更好的成绩和名次），再选择那些能够带来更好结果（而不是以期望结果）的认知观念（态度、假设和规则）作为新的中间信念。最后，让学生按照这些新的中间信念指导自己的学业，并在学业中巩固这样的信念。

第 7 小节与第 8 小节：核心信念修正

核心信念是所有心理问题的本源，要想维持学生的心理健康（不仅仅是学习上没问题），就需要探索学生的核心信念，修正其负性核心信念。核心信念包括自我、他人和世界三个方面的信念。那些认为学业失败的学生，自然会认为"自己是无能的"，有时也可能同时会认为"自己是不可爱的"；他们认为自己是无能的同时，或许会把他人看得非常厉害，即认为"他人是全能的"。如果学生存在关于自我和他人的负性核心信念，在这个阶段就需要进行修正。具体修正核心信念的过程和做法在这里不再赘述，读者可以参阅本丛书的《认知行为疗法进阶》"核心信念"一章的介绍。

在校人际关系问题而拒绝上学的咨询计划

因为在校师生关系或同学关系没有处理好而拒绝上学问题的咨询，与前面学业失败而拒绝上学的咨询计划安排一致，只是在不同阶段咨询会谈讨论的内容略有差异。因学业失败而拒绝上学的咨询会谈主要围绕学科学习问题展开，而在这里，咨询会谈主要围绕在校的人际关系展开。

第 1 小节：心理评估与心理教育

心理咨询师向学生本人和相关人员（比如家人）搜集资料，排除其他因素引发拒绝上学的情形，做出心理诊断，然后与学生及其家人协商咨询目标，介绍咨询计划，对相关问题进行心理教育。

心理评估：一般情况下先向学生本人了解有关情况，然后向家长和学校老师了解更多资料，搜集资料时避免先入为主。首先确认学生拒绝上学的具体表现，了解这些行为的前因后果。需要考虑学生拒绝上学是否存在其他原因，如罹患精神疾病、躯体疾病、家庭条件或学校条件的相关因素（具体见拒绝上学问题诊断中的第4条标准）。明确学生是因为在校人际关系问题，并非其他原因引起的。

心理教育：心理咨询师需要向学生本人及其家人介绍拒绝上学问题的咨询目标、干预的原理和咨询计划，并与他们取得共识。

第 2 小节：回到学校继续上学

如果学生持续不上学，首先要解决的问题就是回到学校，虽然回到学校不意味着问题已经解决，但它是问题解决的开始。要让学生重新回到学校，家长要做的事情就是禁止学生宅家获益，不能让孩子在家里天天打游戏和睡懒觉，然后，在心理咨询师的引导下回到学校并尝试解决在校人际关系问题。

禁止宅家获益：如果学生因为在校人际关系问题不去学校而居家，家长要避免学生因宅在家里而获益，也就是应当避免学生在家里玩游戏、看电视、睡懒觉等。因为这些行为会让学生体会到在家是这么舒服，就更加不想去学校面对困难的人际关系了。因此，在不上学而居家的过程中，学生还是需要保持和上学一致的生活规律，该起床的时候起床，不该玩游戏的时间不能玩游戏，该学习的时间学习。学生居家时期可以按照学校的课程表来安排学习，如果无法学习新课，至少可以复习以往学习过的知识。简而言之，学生在家里也应该尽量保持学习状态。

处理人际问题：学生因为在校师生关系、同学关系甚至是学校管理制度的原因而拒绝上学，逃回家躲起来，不想面对这些人际关系，不愿去解决这些人际关系问题。这个做法对孩子的未来发展会有消极影响，毕竟学习处理人际关系对个人的婚姻家庭和职业发展非常重要。在咨询师的引导下，讨论引发拒绝上学的人际关系问题或事件，修正学生的认知和情绪体验，通过行为改变修复当前存在问题的关系，让师生关系、同学关系回到正轨，消除学生到校的障碍。如果学生年龄太小，无法独自处理当前困难的人际关系，可以通过家长或者学校老师的协助来处理当前的人际关系问题，使得学生回到学校正常上学。

第 3 小节与第 4 小节：面对人际关系问题，改善在校人际关系

学生回到学校不意味着学生拒绝上学的问题已经解决了，相反，它只是解决问题的开始。如果学生不会处理在校的师生关系、同学关系，将来再次出现师生关系、同学关系的问题时，学生就可能再次拒绝上学。心理咨询师在帮助学生回到学校后，还要帮助学生处理在校师生关系和同学关系。

在人际关系的咨询中，咨询师要帮助学生正确解读他人的言行，尽量避免进行攻击性的、恶意的认知解读，尝试用建设性的行为方式回应他人，维持或维护良好的、正面的人际互动；帮助学生化解来自他人的指责、攻击、不满；帮助学生在表达消极情绪体验和看法的时候避免伤害他人；帮助学生与老师建立融洽的师生关系；帮助学生与多数同学相处和谐，并结识几个好朋友。

第 5 小节与第 6 小节：在校人际关系信念的修正

学生因为在校人际关系问题而拒绝上学就说明学生有关在校人际关系的中间信念存在问题。咨询双方需要在前面积累的人际互动经验和良好人际关系的基础上，修正学生的中间信念。

有着人际关系问题的个体，其核心信念往往是"我是不可爱的"或者"我是坏的"，他们为了遮掩这样的负性核心信念就会发展出一些补偿策略，如努力策略、顺从策略、回避策略、警惕策略等。当他们进入某个人际关系领域的时候，这些补偿策略就具体化为有关这个人际关系领域的中间信念。如果这些补偿策略管用，能够帮他们应付当前的人际关系，个体就能维持心理健康水平；要是这些策略不管用，个体就会出现心理问题。出现心理问题以后，逃离这种关系就成为选择之一，学生搞不定学校人际关系，就会选择回避学校，拒绝上学，这就是逃避的具体表现。

希望得到他人的喜欢，希望他人肯定自己、赞扬自己，害怕他人批评，害怕他人否定，害怕被人瞧不起，这些是多数人在人际关系中的心愿。许多人（当然包括学生）会想各种办法去得到他人的喜欢，避免他人的否定或责难，于是发展出各种

补偿策略，尽量讨好他人、帮助他人或服务他人（努力策略）；或者是按照别人的意思去做，过度考虑他人的感受，做事看他人的脸色，避免得罪他人（顺从策略）；或者是少与他人接触，少与他人互动（回避策略）。这些想法和补偿策略都是有问题的，需要得到修正。

心理咨询师就是要修正学生对于人际关系的中间信念，具体来说，心理咨询师就是要让学生认识到：① "所有人都喜欢你"是不切实际的，有人喜欢你，有人不喜欢你；②喜欢你的人有时对你很好，但有时也会对你生气；③夸赞你的人，有时也会批评你。如果学生能够认识到这一点，自然就能够增强对他人批评、否定、责难的免疫力。再者，要修正学生的补偿策略，修正学生对于人际关系的过度努力、过度顺从或过度回避，在不同情况下面对不同的人采取不同的人际关系策略，能够达成这样的中间信念就是好的。

要让学生实现上述中间信念的改变，就需要通过行为试验的方式去验证什么样的信念能够帮助自己得到更多人的喜欢，更能维持稳定的人际关系。这个阶段的具体方法和技术可以参见本丛书的《认知行为疗法进阶》"中间信念"一章，在这里就不再介绍了。

第 7 小节与第 8 小节：核心信念修正

学生的负性核心信念是其人际关系问题（乃至学生问题）的根源，如果我们希望让学生具备健康的人格，长期维护心理健康，就有必要进入核心信念阶段，对其负性核心信念进行修正。具体修正核心信念的过程和做法可以参阅本丛书《认知行为疗法进阶》"核心信念"一章的介绍。

亲子关系问题而拒绝上学的咨询计划

因为亲子关系问题而拒绝上学的咨询与因为在校人际关系问题而拒绝上学的咨询有着共同的地方，它们都是由于学生不能处理好人际关系而造成的。但它们之间也存在重要的区别：因在校人际关系问题而拒绝上学的咨询过程通常不包括与问题相关的老师或同学，主要针对学生本人开展咨询；因为亲子关系而拒绝上学的咨询，咨询会谈对象既有学生本人，也有其家人，从亲子双方的角度同时干预，这样更能促进亲子关系的改变，解决因亲子关系导致的拒绝上学的问题。

第1小节：心理评估与心理教育

心理咨询师向学生本人和相关人员搜集资料，排除其他因素引发拒绝上学的情形，做出心理诊断，然后与学生及其家人协商咨询目标，介绍咨询计划，对相关问题进行心理教育。

心理评估： 一般情况下先向学生本人了解有关情况，然后向家长了解更多资料，搜集资料的时候避免先入为主。首先确认学生拒绝上学的具体表现，了解这些行为的前因后果。需要考虑学生拒绝上学是否存在其他原因，如罹患精神疾病、躯体疾病、家庭条件或学校条件的相关因素（具体见拒绝上学问题诊断中的第4条标准）。明确学生拒绝上学是由亲子关系问题引起，而不是由于其他原因。

明确咨询关系： 由于亲子关系引发的拒绝上学问题需要学生和家长参与，因此在咨询开始阶段需要明确与学生本人、家长和老师之间的会谈形式和模式。首先，需要根据年龄特点确定主要会谈对象是学生本人还是家长；其次，需要确定会谈对象顺序，是先与学生会谈还是先与家长会谈；最后，与学生和家长分别会谈还是一起会谈，这需要咨询师决策。

心理教育： 心理咨询师需要向学生本人及其家人介绍拒绝上学问题的咨询目标、干预的原理和咨询计划，与他们取得共识，争取得到学生本人及其家庭成员的配合。在这个过程中，咨询师应当避免把学生拒绝上学的问题归咎于某人，咨询师需要告知他们说，有这样一个问题——学生拒绝上学，你们（所有参与各方）都能为这个问题的解决贡献力量，因而需要你们的配合，大家的参与对解决这个问题非常重要。

第 2 小节：回到学校继续上学

进入心理咨询阶段后，首先要解决的问题是让学生回到学校。心理咨询师需要促进亲子沟通，解决引发此次学生拒绝上学的亲子冲突，达成妥协与和解，促成孩子返回学校。学生回到学校以后，心理咨询师还需要在每次会谈中继续讨论亲子之间的矛盾和问题。对于亲子之间存在的问题，咨询师通过聆听、共情促进双方表达自己的观点和感受，从而促成双方调整互动方式，降低亲子冲突和对立。当咨询师能够促成亲子矛盾解决，就避免了学生因为亲子关系问题再次出现拒绝上学的问题。

第 3 小节与第 4 小节：面对亲子关系问题，改善亲子关系

降低了亲子矛盾冲突，不意味着亲子关系变好。因此，心理咨询师还需要和学生及其家长共同努力，促进亲子关系的改善。在改善亲子关系的咨询过程中，咨询师主要的工作是提高学生和家长的聆听技能，增强其共情能力，传授沟通和表达技巧，以及改善亲子关系的行为方法。亲子关系得到改善，孩子就不会因为亲子关系问题而发生拒绝上学的问题了。

第 5 小节与第 6 小节：亲子关系信念的修正

亲子关系是孩子首先面临的人际关系，孩子从一出生就有了亲子关系。由于没有父母的抚养就无法生存，只有依赖父母才能生存，因此父母对孩子而言就是依赖的对象，心理学上经常把孩子和父母的关系称为依恋关系。

孩子要怎么做父母才会继续爱他，给他生存和发展所需的一切呢？孩子是在与父母相处的过程中逐渐形成了有关与父母关系的中间信念以及补偿策略。有的孩子可能发现自己必须表现好父母才会喜欢，有的孩子发现自己尽量不要出现在父母面前，不然会招来惩罚和愤怒等。随着孩子年龄的增长（比如青春期），孩子与父母之间的相对关系就会发生改变，这些改变可能会导致孩子与父母关系方面中间信念的改变，亲子之间可能带来更多的冲突。要减少亲子关系之间的冲突，就需要调整孩子有关与父母关系的中间信念。

调整孩子的有关与父母关系的中间信念只是问题的一个方面，亲子关系问题其实也和父母有关。孩子一出生，家长便具有了父亲或母亲的身份，家长与孩子之间便形成了亲子关系，家长对于如何做家长的中间信念也会在抚育孩子的过程中逐渐成形，例如，有的家长要孩子顺从听话，有的家长是全身心地付出以满足孩子，有的家长则是把孩子看成拖累或负担。家长有关亲子关系的中间信念也是亲子关系的另一个方面，因此，讨论中间信念修正的时候，也有必要修正家长的中间信念。

第 7 小节与第 8 小节：核心信念修正

核心信念的修正可以从两个方向展开：一个方向是学生本人的核心信念修正，另一个方向是家长的核心信念修正。至于是开展一个方向还是两个方向的核心信念修正，取决于学生和家长的意愿。需要说明的是，如果学生和家长都要进行核心信念的修正，应该分别开展会谈，不应安排亲子一起进行会谈。

因不上学获益而拒绝上学的咨询计划

对因不上学获益而拒绝上学的咨询，需要家长和学生一起努力解决。心理咨询应当先从剥夺不上学的获益开始，然后考虑增强上学的吸引力，增强学生对学校生活的适应性。如果学生能够适应学校生活，拒绝上学的问题也就得到了解决。

第 1 小节：心理评估与心理教育

心理咨询师向学生本人和相关人员（比如家人）搜集资料，排除其他因素引发拒绝上学的情形，做出心理诊断，然后与学生和家人协商咨询目标，介绍咨询计划，对相关问题进行心理教育。

心理评估：一般情况下，先向学生本人了解有关情况，然后向家长了解更多资料，搜集资料时候应避免先入为主。首先确认学生拒绝上学的具体表现，例如，是迟到、旷课还是持续不上学，了解这些行为的前因后果。需要考虑学生拒绝上学是否存在其他原因，如罹患精神疾病、躯体疾病、家庭条件或学校条件的相关因素（具体见拒绝上学问题诊断中的第4条标准）。明确学生是因为校外获益导致不上学，而不是由于其他学业失败之类的原因。

明确咨询关系： 由于拒绝上学问题可能会有家长参与，因此在咨询开始阶段需要明确与学生本人、家长之间的会谈形式和模式。如果是孩子年龄小、舍不得离开父母等原因，主要会谈对象应当是家长。

心理教育： 心理咨询师需要向家长（和学生本人）介绍拒绝上学问题的咨询目标、干预的原理和咨询计划，并与他们取得共识。如果孩子年龄小，则需要和家长进行相关会谈。

第2小节与第3小节：回到学校继续上学

心理咨询师需要和家长协商采取措施剥夺学生不上学的获益，具体的实施方法需要告知学生本人，寻求学生本人的理解和认同，并签订有关协议。如果学生选择上学，可以得到一定的奖励和益处。

禁止宅家获益： 咨询师和家长需要先了解和判断学生不上学的获益具体是什么内容，然后剥夺学生不上学的时候享受的这些益处，如妈妈陪着、在家玩游戏、睡懒觉、吃零食等。家长在实施剥夺在家获益的时候，需要事先告知学生本人，寻求对方的同意，并在咨询师的指导下签订协议，协议内容规定不上学在家的时候可以做什么、不可以做什么、父母会怎么样对待他等。

尝试到校： 当孩子在家待着无聊的时候，咨询师和家长建议孩子尝试回到学校，对于回到学校学生本人的一些担心可以应用认知行为技术来处理，最终促成学生返校。为了促成学生返校，家长可以和学生协商一些激励措施，并用协议的形式明确下来。孩子返校不意味着自此以后就能持续上学，可能还会出现不愿意去学校的情况，对此家长应当有心理准备。咨询师和家长需要做的事情就是协助学生消除妨碍其上学的问题，如果能够做到这些，孩子不上学的情况就会越来越少。

第 4 小节至第 6 小节：增强学生的学校适应

学生不愿意去学校，可能有三个方面的原因：一是学业挑战，二是在校人际关系（师生关系和同学关系）问题，三是对学校作息和相关管理规范的不适应。心理咨询师和家长只有解决孩子在学校适应过程中面临的问题，学生才会对学校有更多舒适感，才会更愿意待在学校而不是家里或社会上。

如果学生在校人际关系不适应，心理咨询师和家长可以寻求学校老师的帮助，协助学生与学校同学和老师建立和谐的人际关系，也可以采取一些措施帮助学生交到朋友，教授学生一些处理人际关系的技能；如果学生是因为学业方面的适应问题，心理咨询师可以和家长提供相应的协助和支持；如果是因为学校管理方面的不适应，心理咨询师和家长可以寻求学校老师的理解和帮助，让学生有一个适应的过程，在适应的过程中，心理咨询师辅导学生调整其认知和行为，协助学生尽早适应学校生活。

在学生适应学校生活的过程中，心理咨询师和家长要对学生的良好表现和能够享受学校生活的言行予以正面反馈，给予称赞和奖励，帮助学生形成上学的习惯。

第 7 小节与第 8 小节：信念的修正

一般情况下，因不上学获益而拒绝上学的咨询，在学生能够适应学校生活并养成上学的习惯后就结束了，通常情况下不涉及中间信念和核心信念的修正问题。如果咨询过程中需要进行中间信念和核心信念的修正，咨询师可以根据妨碍学生学校适应的主要问题来考虑如何进行信念修正。如果学生主要是学业适应问题，就可以参考因学业失败而拒绝上学的咨询计划中有关信念修正部分的安排；如果学生主要是在校人际关系适应问题，就可以参考因在校人际关系问题而拒绝上学的咨询计划中有关信念修正部分的内容。

4.5 拒绝上学问题的咨询技术

学生拒绝上学问题的心理咨询技术主要是一些认知行为技术，如控辩方、发散性思维、行为试验等，读者可以在本丛书的《认知行为疗法入门》和《认知行为疗法进阶》里了解相关技术内容。在这里主要介绍促进学生上学的行为管理方法。

4.5.1 学生回到学校的方法

在咨询过程中经常会出现这样的情况：学生答应第二天去上学，可是到了第二天早上却又借口不去了，推脱说次日再去，结果次日也没有去，如此一来，恢复上学的事情就迟迟无法开始。为了帮助学生回到学校，降低学生回到学校的难度，咨询师可以采取逐步增加上学时间的做法。

逐步增加上学时间的做法是：先让学生在学校待一小段时间而不是待整天时间，目的是消除学生对上学这件事的担忧和焦虑。如果学生能够在学校待一段时间，发现在学校没有发生自己所担心的事情，他就会愿意待更长一段时间，直到能够在学校待整天时间。

有些年龄小的学生非常依赖妈妈，不愿意与妈妈分离，在与学校老师和同学打交道时比较紧张，因而不愿意去学校。对于这些孩子来讲，如果去学校就要待一天的话，他们可能无法承受这么大的压力；如果只是待一小段时间，他们或许就能够同意了。

逐渐增加上学时间有几种开始的方式。第一种方式是早上正常上学，提前接孩子回家。例如，家长可以在正常时间将孩子带去学校，在学校上一节课后就把孩子接回家。当孩子适应在校上一节课以后，就增加为上完两节课后再接回家。按照这样的方法，学生会逐渐增加在校的时间，家长接孩子回家的时间会越来越晚，直到正常放学时间接孩子回家。

第二种方式是延迟送孩子上学，正常放学时间回家。家长在放学前最后一节课送孩子到校，等上完最后一节课后，在正常放学时间再接孩子回家。当孩子适应最后一节课后，家长可以在最后两节课之前送孩子到校，上完两节课后按正常放学时间接回家。按照这样的做法，逐步提前上学时间，增加学生的在校时间，直到能够正常时间到校、正常时间放学回家。

第三种方式是午餐用餐时间到校，午餐后回家。午餐时间比较放松，同学之间互动比较多，对学生来讲威胁性小一些，是一个比较好的恢复上学的起点。家长可以在午餐前把学生送到学校，午餐结束后接孩子回家。随着孩子的适应，家长在午餐前一节课送孩子上学，上完一节课吃完午餐后再接回家。接下来就可以更早些送孩子上学，也可以午餐后上完一节课再回家。

除了午餐时间，许多孩子也比较喜欢课外活动时间，家长也可以把让孩子参加课外活动作为恢复上学的起点，在课外活动之前送到学校、课外活动之后接回。此后以课外活动时间为基础，逐步增加上学时间。

有些学生因为在校人际关系（师生关系、同学关系）挫败而拒绝上学，对这样的学生我们也可以采取逐步增加上学时间的方法。这样的学生不敢上学，就是担心自己无法应对老师或同学对他的否定、批评和侮辱等。对学生来讲，在学校待一小段时间，这样的事情就可能不会发生，待的时间越长发生的可能性就越大，因此，待一小段时间的风险就要小一些。为了帮助应对可能发生的事情，心理咨询师可以通过角色扮演和冥想的方式教授学生应对的方法。到学校后，学生就可以用咨询师事前教授的应对策略处理当前问题。当学生在学校待了小段时间，他发现自己担心的事情并没有发生，或者即使发生了自己也能比较好地应对，这就修正了学生的认知，强化了学生的良好行为应对方式。有了这样的成功经验，我们就可以逐步增加孩子的在校时间。

逐步增加上学时间是一种渐进的方法，有些时候并不需要这样慢慢来，一步到位就可以。学生只要到校就在学校待一整天。至于选择渐进的方法还是一步到位的方法，咨询师和家长还是要征求学生本人的意见。如果学生愿意一步到位，但实际上学生并没有做到，这个时候我们可以改变为逐步到位的方法。

一步到位的方法就是学生正常时间去学校上学，正常时间放学回家。许多学生对上学有畏惧，往往会在早上上学的时候退缩，如果家长答应孩子可以不上学，学生就可以在家休息一天，这样的退缩行为就被在家休息强化了。如果学生早上退缩，但今天去学校依然不可避免，并且在家还是需要学习，并不能得到休息，学生上学的意愿也就增加了。

告诉学生明天上学时间有若干个时间点，如上午第一节课前、上午第二节课前、上午第三节课前、上午第四节课前、下午第一节课前、下午第二节课前等。如果学生错过第一个上学时间点，后面还有其他的上学时间点。这样一来，一天有六个甚至更多的时间点，而不是一个时间点，他推掉一个推不掉六个，每推一次就增加他的焦虑。如此一来，学生会发现反正赖不掉还不如及早去学校。

为了保证学生及早上学而不是拖到最后上学，咨询师和家长还需要做一些工作：首先，要提前做好上学的物质准备，当孩子决定上学的时候，背上书包就能走；其次，咨询师和家长可以和孩子讨论上学与不上学的代价收益，可以将讨论内容制作成应付卡，在上学与否的选择前反复阅读，以激励自己选择上学；再次，对于孩子最终选择上学的行为，家长要予以鼓励；最后，为了避免孩子在上学途中变卦，家长可以委托他人送孩子上学，减少孩子与家长讨价还价的机会。

要成功实施上述方法，家长和咨询师有两个方面需要保障：第一，事先与学校和老师沟通，得到相关老师的理解和配合，避免因为上学时间引发违纪问题；第二，如果学生没有上学，在家时需要按照上学的正常作息来安排，该起床的时候起床，该学习的时候学习，具体做法参见"学生宅家作息管理"的相关要求。

4.5.2　学生宅家的管理方法

禁止学生宅家获益是让学生恢复上学的重要条件。如果学生不上学在家里待着很舒服，学生就更不愿意上学了。在家里很舒服，待久了就适应并习惯了宅家的生活，这就更不容易回到学校了。许多家长在学生不上学的时候，就允许学生睡懒觉而不是像上学时那样早起，允许学生晚睡觉而不是像过去那样早睡，允许学生不写作业，允许学生不学习，允许学生玩游戏等。家长需要知道，正是这些做法增加了学生回到学校的难度，必须要加以禁止。

家长需要掌握学生宅家的作息管理方法。学生在家管理有两条原则：一是与正常上学作息时间一致，二是使其感到宅在家里更无聊。具体操作方法如下。

（1）早晚作息不变

学生需要像正常上学那样按时起床和吃早餐，过去上学的时候怎么做现在就怎么做，尽管孩子不上学也应该如此。晚上作息时间也和正常上学的时候一样，该什么时候洗漱、该什么时候上床睡觉就什么时候去做，不能因为不用上学而有所改变。

（2）日间作息安排

在正常学校上课的时段（上学和下午学习时间），学生即使在家也应当安排学习而不是无所事事。学生在上下午时间里，应按照学校课程表的安排进行学习，执行在校课程表的学习科目，同时也执行课堂纪律，如在学习期间不能随意走动、不能随意和周围的人说话、不能玩玩具等。

在这里有三个问题。

一是学习内容。由于学生在家，无法听老师授课，这个时期的学习内容可以以复习已经学过的知识为主，家长购买相关的教辅资料供学生学习。另外，家长可以与老师取得联系，邀请老师给学生布置一定的学习任务，让孩子在家完成，并交给老师检查。这种让老师布置任务的方法比较好：首先，它维持了师生之间的联系，便于学生回到学校面对老师；其次，有老师督促，学生也容易完成作业。

二是学习环境。学习环境的安排非常重要。如果家里有人管理，学生可以待在家里学习，家长需要为学生安排一个专门的学习空间，这个空间应该是无趣的、没有分散孩子注意力的东西，例如，桌子面向白墙而不是窗外或电视机等。如果家里无人管理，家长需要将孩子带到工作单位的话，也需要设置一个专门的环境，避免人来人往或周围的物品影响其学习。如果这两种方式都不方便，可以送到亲属或者辅导机构代为看管。

三是学习纪律。孩子必须按照作息时间进行学习，不能随时离开座位，监护人需要设置闹钟，打铃学习、打铃休息；在学习期间，学生不能与家长说话，家长也不要搭理学生。如果学生有分心行为立即纠正即可，不要过多交流。

（3）娱乐或待遇剥夺

因为学生没有去学校，就要受到一些惩罚，那些平时上学能够享受的好处就要在一定程度上被剥夺。有了这样的反差，学生才会增加上学的意愿。例如，每天看动画片、玩手机的活动就要被取消或者进行时间限制，平时给孩子讲故事、陪孩子聊天的时间被取消等。家长可以安排孩子做一些力所能及的家务，如倒垃圾、洗碗、摘菜、扫地、洗自己的衣物等。

虽然上述实务执行起来有难度，增加了家长的工作量，处理不好容易与学生产生冲突，但为了学生回到学校正常上学，这些努力都是必要的。在家里待着舒服，去学校就焦虑烦恼，有好多学生就是因为这样才不去学校的。

4.5.3　增强家长权威的方法

影响学生回到学校继续上学的一个重要因素就是家长的权威性。有些家长对孩子比较纵容和忍让，以纵容求天伦之乐，以忍让求家庭平安；有些家长对孩子却是专制的，无视孩子的合理需求和内心愿望，简单粗暴地对待孩子，进而引发孩子的对抗和报复。这两种极端的做法都无助于孩子的健康成长。

为了孩子的成长，家长总是会对孩子提出要求，要求孩子按照家长指令行事。结果发现，孩子不听，没有去做。家长就非常生气，训斥孩子，和孩子讲道理。为了让孩子听自己的，有的家长"贿赂"孩子，给孩子好处；有的家长则威胁孩子，不听话就要受到惩罚。这些做法其实都存在问题，为了增强家长指令的有效性，家长需要注意指令有效，赏罚合情合理合规。

"不要再玩了，我已经给你说了好多遍了！"家长对孩子这样说管用吗？不管用！首先这句话表达的是批评，指责孩子没有听话；其次，这句话说得不清楚，没明确表达"不要再玩"具体指什么；最后，家长在说的时候孩子可能压根没听见，说了也白说。

"把你的房间打扫干净！"家长这样对孩子说的时候，孩子行动了吗？

没有！一方面，这句话并没有说明时间限制，是现在还是过些时候；另一方面，打扫干净是什么意思？孩子需要做哪些事情？

"不要缠着我！"家长这样对孩子说管用吗？其实也不管用。一方面，这句话听起来是一个选择，缠着我或者不缠着我，孩子当然选择缠着了；另一方面，用"不"做的指令不易执行，你可以让他人做什么，你无法让他人"不"做什么。

上面举了几个家长指令中的常见问题，要确保家长指令的有效传达并被执行，家长给孩子下指令的时候需要做到以下几点。

- 给孩子下达指令时确保孩子正在听。你给孩子说话的时候，让他看着你，确保双方有眼神交流，说完后尽量让对方重复指令。
- 指令应当是可以执行的行为，描述做什么而不是不做什么。例如，不要说"不要再玩了"，而是说"把手机收起来，去写作业"；不要说"把房间收拾干净"，而要说"把你房间的被子叠好，床上的衣服挂起来衣橱里"。
- 指令应当有时间要求。如果你需要孩子马上去做，你就说"你马上把手机收起来，去写作业"；如果你觉得没那么着急，那么就给个时间限制，例如，"10分钟内把房间的被子叠好，把床上的衣服挂在衣橱里"。没有时间限制的事情，任何时候做都不算违反指令，因此确保执行就必须要有时间限制。
- 指令里面不应该包括选择、批评、说教。例如，家长不要说"宝宝，我们现在去睡觉好不好"，这种说法就是给孩子选择，若孩子说"不好"，家长又怎么应对呢？家长不要说"你该睡觉了"，这里用了"应该"，实际上包含批评，表示如果对方不做的话就是不对的，这样容易引起对方的逆反心理。"宝宝，已经太晚了，你该睡觉了，要不然的话，明天早上叫你起床时你就不开心了，会跟妈妈吵。"这些絮叨的话也是没有用的。妈妈说了一大堆，在孩子听来就是抱怨和说教，压根没有听出里面还有指令。其实家长只要这样说就可以："宝宝，睡觉时间到了，我们现在去刷牙。"这样说简单明了，把孩子的注意力引导到下一步马上该做什么就可以了。

家长发出清晰的指令后，如果孩子不执行怎么办？家长又如何让孩子愿意执行指令呢？这里就涉及家长对孩子执行或不执行指令的奖励和惩罚了。孩子在执行了家长指令后，家长可以对孩子的表现予以强化，强化的方法有口头表扬、赞许的表情、额外的游戏时间、额外的陪伴时间、食物奖励、购买玩具、奖励或者是责任减免等；如果孩子不执行家长指令，家长可以采取惩罚措施，如训斥、限制权利（如玩游戏时间）、没收有价值的物件、扣零花钱等。

如果家长很少用惩罚的方式教育孩子，一旦采取惩罚的方式，就可能激起孩子的强烈反抗。为了让惩罚能够执行，树立自身的权威，家长可以从孩子轻微的过失开始实施惩罚，对孩子其他更严重的过失采取忽视态度。例如，孩子忘记倒垃圾，被家长扣了5元零花钱，对每周有100元零花钱的孩子来说，他虽然不高兴但还是能够接受。但如果因为孩子作业没有完成，家长就没收其手机，那么这就会激起孩子强烈的反对，甚至引发冲突，最终家长也许只能妥协了。

家长从忘倒垃圾扣5元开始，培养孩子犯错认罚的心理、服从规则和服从父母的心理。一旦孩子建立起对规则的服从性，当他犯更大错误受到更大惩罚的时候就更容易接受，不至于激起他强烈的反抗了。

家长通过发布清晰的指令，并通过赏罚的方式建立其权威，就可以与孩子讨论并执行学生宅家管理措施，可以通过奖励惩罚的方式来促成学生继续上学的行为。

第 **5** 章
考试焦虑

5.1 考试焦虑的表现与诊断

5.1.1 考试焦虑概念和表现

考试焦虑（test anxiety）是指由考试所引发的一种焦虑类型。对于考试焦虑，我们要把握两个要点：其一，考试焦虑是现实性焦虑；其二，考试焦虑的表现是焦虑情绪（及相应的认知、生理和行为表现）。

现实性焦虑是指这样的焦虑：它有现实性基础，个体所担心的内容有可能成为现实，面对这样的情境，许多人都会感到焦虑。现实性焦虑具有普遍性，广泛存在。对于参加考试的考生而言，他们担心考试发挥不好和考试失败的情形的确是有可能发生的，这就是说考生的焦虑有着现实性基础。此外，许多参加考试的考生都会担心考试失败的结果，考试焦虑也就具有普遍性了。

与现实性焦虑相对立的焦虑是病理性焦虑。病理性焦虑的内容缺乏现实性基础，焦虑的内容往往不会成为现实，患者的焦虑并不是来自外部焦虑事件的可能威胁或者危险，而是来自更为深层次的心理原因。像广泛性焦虑、惊恐发作、社交焦虑、健康焦虑、各种恐惧症、各种强迫症等都属于病理性焦虑。这类焦虑并不是普遍存在的，多数人不会有这类焦虑。

考试焦虑的焦虑情绪和其他焦虑情绪的表现类似，按照情绪三要素模型，焦虑情绪主要表现在认知、生理和行为三个方面（见图 5-1）。

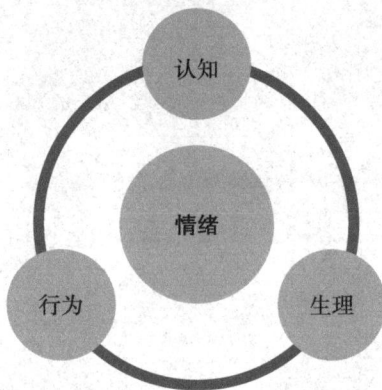

图 5-1　情绪三要素模型

（1）**从认知方面看**，"不确定"和"失控"是个体对引发焦虑事件或情形的认知，考试焦虑的学生表示"担忧考试考不好"，并且对自己能否考好并没有把握或控制感。例如，有位考生就表达了对考试是否会出现类似问题的担忧，而他自己对这样的情况无法掌控。

中考期间考数学的时候，我心跳加快，呼吸急促，感到非常紧张。老师把卷子发下来，我看到试卷上面的题目，竟然一点思路也没有，即使面对很简单的题，我也不知道该怎么答，头脑中一片空白，结果中考成绩很不理想。我担心高考还会出现这样的问题，我该怎么办？

（2）**从生理方面来看**，焦虑的生理反应表现为交感神经系统兴奋，如心率加快、心慌、心悸、呼吸困难、口干、咽部不适、手心出汗、多汗、尿频、尿急等。下面这位考生的考试焦虑就很明显存在焦虑的生理反应，并且因为生理反应的持续最终导致躯体疾病，如头痛、背痛、腹泻等。

我是一名即将参加今年高考的高三学生，现在正处在最后的紧张冲刺阶段，可我的身体犹如一辆老爷车，全身都是毛病，经常头痛、背痛、恶心、心慌、出虚汗、脸色苍白、腹泻等。这些身体症状已经成为我高考复习的拖累，搞得我无法集中精力学习，使我的学习效率显著下降，无法集中精力进行高考复习。眼看着其他同学正在全力冲刺高考，而自己却无力前行，心里很是着急，不知道该怎么办。

（3）**从行为表现看**，焦虑有两方面的行为表现：一是焦虑的时候个体的无目的活动增多，表现为分心、走神、无法静坐等；二是努力行为增加，希望通过时间精力的投入降低失败的风险。下面这位同学因为距离高考只有50天了而感到焦急，体验到考试焦虑，其焦虑的行为表现就是"看不进书""一进教室就发呆"，这就是焦虑的行为表现——分心、走神。

我是一名高三的学生，现在离高考只有50天了。可我的成绩实在令我焦急，不知道为什么我看不进书，做题时碰到难题就没信心做下去了，一进教室就发呆，真不知道怎么办！我也用心了，可成绩就是起不来，我该怎么办？

下面这位同学的主要表现是注意力无法集中，这其实也是焦虑的行为表现。

我想要专心学习，可总是有一些无聊的事缠着我，分散了我的精力，自己不想都不行。平时在学习的时候，思绪往往无意识地被牵引到了别处，待醒悟过来时，时间已经过去很久了。眼看高考复习剩下的时间已经不多了，为此我感到很着急。我想考上大学！

从上面的介绍，我们知道考试焦虑是由考试而引发的焦虑情绪，具体来说就是应试者在考试进程中（考试前、考试中、考试后）由于对考试的担忧认知（不确定和失控），引发交感神经系统兴奋的生理反应（如心慌、口干、尿频等），以及无目的行为的增多和分心、走神、注意力不集中等行为反应。

5.1.2　考试焦虑的分型

为了方便应对考试焦虑，我们需要将考试焦虑问题细分为各个亚型。

按考试进程划分

考试焦虑并不仅仅发生在考场上，其实在考试之前也同样存在。我们按照考试进程的不同时期，可以将其分为备考焦虑、临考焦虑和考场焦虑。

备考焦虑：复习备考期间，由于复习进度和复习效果不理想，对考试结果忧心忡忡，害怕考不好，从而体验到焦虑情绪、生理变化等。备考焦虑发生的时间点是准备考试期间，在这个时期考生正在准备考试，他们会因为准备程度和掌握水平而对考试结果充满忧虑，进而引发焦虑。对于中考、高考、考研、考公务员这些大型考试，由于准备考试的时间非常长，许多考生都会在备考期间出现考试焦虑。我们在前面介绍的几个高考生的考试焦虑其实就是备考焦虑。下面这位高三学生的焦虑也是备考焦虑，他因为别人学习时间长而自己不如他人拼命感到焦虑。

你好，郭老师：我是一名高三学生，我现在对自己的学习分配时间感到迷惑，很多同学一大早就起来学习，中午又不午休，于是我就会想自己是否太懒惰。我是那种要有充足睡眠的人，不能熬夜，这样一来我又觉得自己比别人少了很多学习时间，不知道该怎么办？

临考焦虑：距离考试越来越近，考生担心自己在考场上不能很好地发挥或者出现意外，从而产生焦虑和躯体症状，越是临近考试，焦虑反应越严重。临考焦虑是由考试临近而担心自己发挥不好引起的，它和备考焦虑最重要的区别在于引发焦虑的对象（情境）不同：备考焦虑是人们为了应考准备状况和掌握水平而感到焦虑，而临考焦虑是人们担心在考场发挥不好而感到焦虑；前者的焦点是备考情况，后者的焦点是考场发挥水平。虽然备考状况与考场发挥有直接关系，但这两种焦虑还是有非常大的区别。另外，从时间线来看，备考焦虑一般发生在准备考试的早期和中期，而临考焦虑多发生在准备考试的后期，即考试倒计时的时期。下面这个学生的考试焦虑就属于临考焦虑，每当临近考试，他在前一晚就不能入睡，因为不能入睡又会担心考试发挥不好。

遇到重要考试时，我总会在考试前一晚上睡不好，每当自己不能入睡的时候，我就会想尽各种办法让自己入睡，但都没什么效果。我想要是睡不好的话，考试就会发挥不好。

考场焦虑：在考场上担心出现糟糕状况，或者面临意外，产生糟糕结果预期，从而体验到焦虑和思维阻抑等反应。考场焦虑是指在考试进行过程中出现的焦虑现象，通常情况下是考生在应考过程中发生了一些意外情形，引发了考生对于考试糟糕结果的预期，从而产生强烈的焦虑反应，如心率加快、呼吸急促、手抖、头脑一片空白、无法集中注意力处理当前考题（思维阻抑）。下面这位考生平时备考做得不错，对考试也充满信心，但就是因为在数学考试中遇到意外情况——一道数学题型非常陌生，从而引发考场焦虑，导致考试失利。

我对高考充满了信心，在学校组织的大大小小的考试中，我的成绩总能排在年级前10名，按照我们学校往年的情况，我考上北大、清华是没有一点问题的，我也给自己定下了一定要考上北大的目标，老师、父母和我自己都对此深信不疑。

但事与愿违，我却败在了自己一向最拿手的数学上。数学考试时，我看到从来没有见过的一道题，我感到恐慌，当时就懵了，不知如何回答，想到要是这道题没有回答出来，我的北大梦就要破灭了，自己不知道该如何面对老师、同学和父母，越想心越乱。结果我不仅这道题没有答出来，后面的题也无法集中注意力。我记得有道题，我念了三遍都不懂题的意思。数学的惨败使我丧失信心，接下来的科目都不知道是如何考完的。由于考场紧张，害得我的北大梦破灭，最后进了这个二流大学。

按临床表现划分

我们可以按照考试焦虑的主要临床表现来分型。有些考生的焦虑主要体现在担忧认知上，而有些考生的焦虑则更多表现为情绪体验和躯体症状，我们把以担忧认知为主要临床症状的考试焦虑称为认知型焦虑，把情绪体验和躯体症状为主要症状的类型称为情绪型焦虑。

认知型焦虑：以担忧消极结果为主要表现，主要表现为对考试结果的忧心忡忡，这样的忧虑会显著地影响考生的（考前）正常复习和（考场）考试发挥。考生对于考试担忧的认知主要表现在：①认为考试很重要，考试结果会影响自己的未来和前途，影响他人对自己的看法，如果考试不好会让他人失望；②对考试结果有着消极的预期，他们会担心自己考不好、自己并没有准备好、自己状态糟透了等。具有认知型焦虑的考生，在备考、临考和考场上随时可能会出现上述与考试结果和自己可能考不好的想法或念头，这些想法或念头会干扰考生当前的备考或考试状态，使其出现分心走神、注意力无法集中、无法专心复习或考试的行为表现等。

情绪型焦虑：以焦虑不安情绪为主，并伴有明显的生理反应，甚至出现明显的躯体症状。躯体症状和生理反应是其主诉，考试结果的消极预期是次要内容。情绪型焦虑的考生主要表现在：①情绪体验的主诉，如焦虑、心烦、着急、不安、无助、恐惧，也可能有孤独和抑郁体验；②生理变化的主诉，如心悸、胸闷、气急、头晕、出汗、手抖、胃疼、尿频、尿急，也可能有抽搐、考场大笑、晕厥；③躯体疾病主诉，如头疼、发烧、腹泻、胃疼、睡眠问题、神经衰弱等。

根据考试焦虑的主要症状将其分为认知型焦虑和情绪型焦虑的目的，

主要是方便对症治疗，对于不同症状的考试焦虑，应当有着不同的咨询治疗方案。

5.2 考试焦虑的 CBT 解释

参加考试是我们每个人都会经历的事情，从小学到大学、从学习到工作，我们会经历各种各样的考试。从认知行为疗法和精神医学角度来说，参加考试就是一个生活事件或应激事件，特别是一些重要的考试更是如此。我们称之为应激事件或生活事件，主要是指这样的事情会给个体带来挑战，需要个体调动身心能量来加以应对。如果应对得当，个体就能保持身心健康；如果应对不当，压力持续存在，甚至局面恶化，就会影响个体的健康。

考试焦虑问题可以用应激反应认知双循环模型（见图 5-2）来解释。在这个模型中，参考考试是应激事件，个体对考试的认知、情绪、生理和行为反应就属于应激反应。下面我应用这个模型来分析考试焦虑产生的过程。

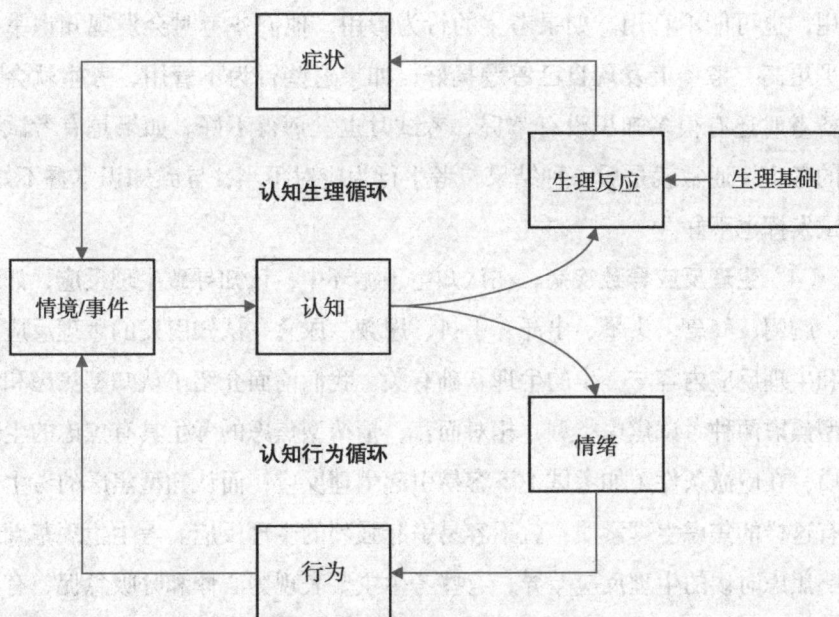

图 5-2 应激反应认知双循环模型

（1）**考试是起因**。"参加考试"这个应激事件（或称生活事件）具体体现在与考试相关的各种情境中，例如，解题时没有思路、意识到自己无法集中精力复习、发现距离考试只有 50 天、自己想休息而别人却在复习、考试前一晚上无法入睡、考场上头脑一片空白等。

（2）**认知是直接原因**。这个模型以情境/事件为起点，经过认知后有认知行为、认知生理两个循环，认知是这两个循环的公共部分，也是考试焦虑的关键所在。有考试焦虑的考生，他们对于与考试相关的各种情境所产生的认知概括起来有两个要点：①对考试结果消极预期，如自己没有准备好、自己状态不好、自己可能会考不好等；②考试失败后果很严重，如影响自己的未来和前途、影响他人对自己的看法（很丢人）、考不好会让他人（父母、爱人）失望、影响自我评价（认为自己很笨）等。

（3）**行为应对影响后果**。在认知行为循环中，当考生对考试结果消极预期并觉得后果很严重时，就会产生强烈的焦虑情绪，这种焦虑情绪就会驱使考生去应对考试，如花更多时间复习、做更多的试题、买更多的复习资料、考试过程中答题注重进度或者注重正确率等。考生的这些行为可能管用，也可能不管用。如果考生的行为管用，他们备考时会发现知识掌握水平更高、考场上发现自己答题挺好；如果这些行为不管用，考生就会发现备考时还有很多知识没有掌握、考试时也发挥得不好。如果是有考试焦虑的考生，通常就是后一种结果，考生行为应对不当，导致知识掌握不好、考试发挥也不好。

（4）**生理反应导致疾病**。在认知生理循环中，认知导致生理反应，如心悸、胸闷、气急、头晕、出汗、手抖、尿频、尿急。认知引发的生理反应强度和生理反应内容与考生的生理基础有关。我们前面介绍了认知型焦虑和情绪型焦虑两种考试焦虑类型，相对而言，情绪型焦虑的考生具有焦虑的生理素质，在应激条件（如考试）下容易引起生理反应；而认知型焦虑的考生就没有这样的焦虑生理素质，就不容易引起强烈的生理反应。考生生理基础还影响焦虑时候的生理反应差异，有些考生主要表现为心悸和呼吸急促，有些考生主要表现为出汗、手抖，还有些考生主要表现为尿频、尿急。在具有焦虑的生理素质基础上，如果长期维持焦虑的生理反应状态，考生就会出现躯体症状，如头疼、发烧、腹泻、胃疼、睡眠问题、神经衰弱等。

应激反应认知双循环模型说明了考试焦虑相关因素之间的关系：考试是外部诱因，认知是直接原因，考试和认知共同决定了情绪、行为、生理反应和躯体症状结果。在这个模型中，我们说明了考试焦虑的考生对于考试有两个认知：一是对考试结果的消极预期，二是认为考试的后果很严重。他们为什么会有这样的想法，而其他没有考试焦虑或者考试焦虑较少的考生却不这么想呢？关于这一点我们仍然需要用贝克认知疗法 T 模型（见图5-3）来补充说明。

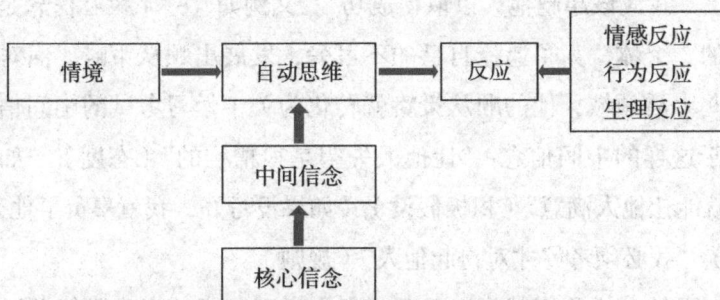

```
┌──────┐      ┌────────┐     ┌──────┐     ┌──────────┐
│ 情境 │ ───▶ │ 自动思维│ ──▶ │ 反应 │ ◀── │ 情感反应 │
└──────┘      └────────┘     └──────┘     │ 行为反应 │
                   ▲                       │ 生理反应 │
                   │                       └──────────┘
              ┌────────┐
              │ 中间信念│
              └────────┘
                   ▲
                   │
              ┌────────┐
              │ 核心信念│
              └────────┘
```

图 5-3　贝克认知疗法 T 字模型

贝克认知疗法 T 字模型中的一横"情境—自动思维—反应（情感反应、行为反应、生理反应）"与应激反应认知双循环模型中的内容相当，在这里"自动思维"就是那里的认知。这个模型最突出的地方有两点：① 自动思维（即认知）决定个体的情感反应、行为反应和生理反应，这点和图 12-1 的应激反应模型的观点一致，只不过它没有具体描绘影响过程；② 自动思维是由核心信念决定的（就是模型中的一竖"自动思维—中间信念—核心信念"），这一点是这个模型最有价值的地方，它解释了不同人面对相同情境为什么认知（自动思维）会有不同。

我们刚才提问：为什么考试焦虑的考生会对考试结果消极预期并认为考试结果很重要呢？从贝克认知疗法的这个模型中，我们就能找到答案，这么想是由他们的核心信念决定的。

贝克认知疗法认为，个体关于自我的负性核心信念常见的是"我是无能的"和"我是不可爱的"两类。这两类核心信念在童年时期就得以形成，并在成长过程中得到巩固或者修正。个体形成负性核心信念后，就会采取一定的策略来遮掩它（这个策略被称为补偿策略），个体面临特定生活领域（如学习领域）时，个体的补偿策略就具体化为关于某个生活领域的中间信念。

例如，一个核心信念是"我是无能的"个体，为了遮掩自己的无能，他发展出了努力的补偿策略，面对学习和考试，他的努力策略就转化为关于学习考试的中间信念，如"排名下降是很糟糕的"（态度）、"如果我的努力超越他人，就能维持排名"（积极假设）、"如果我懈怠，就会失败"（消极假设）、"我应该超越他人以取得成功"。又例如，一个核心信念是"我是不可爱的"个体，为了遮掩自己的不可爱，发展出顺从策略，面对学习和考试这些生活领域，他的顺从策略就转化为关于学习考试的中间信念，产生类似于这样的中间信念："让他人失望是很糟糕的"（态度），"如果我能考好，就能让他人满意"（积极假设）、"如果没考好，我就辜负了他人"（消极假设）、"我必须考好才对得起他人"（规则）。

从上面的分析我们就可以发现，产生考试焦虑的考生可能源于两种负性核心信念："我是无能的"或者"我是不可爱的"。一般来讲，具有"我是无能的"核心信念的考生，担心考试失败的后果是"觉得自己笨""在同学面前没有面子""没有未来前途"等想法；具有"我是不可爱的"核心信念的考生，担心考试失败的后果是"对不起父母""让老师失望""他人看不起自己"等。

面对考试过程中的各种情形，如解题时候没有思路、意识到自己无法集中精力复习、发现距离考试只有50天、自己想休息而别人却在复习这类情形，考生就会在中间信念的指导下，对其进行认知评价或解读，从而产生自动思维。当考生想休息而别人却还在复习时，一个有着"我应该超越他人以取得成功"中间信念的考生，就会产生这样的自动思维："别人都在复习，我都不能复习，他们都还有精力学习，而我却已经累了，我可能会输给他们的。"一个有着"我必须考好才对得起他人"中间信念的考生，就会产生这样的自动思维："我不能睡，我也要和他们一样复习。"

为了吻合个体的中间信念，他们在处理现实生活的具体情境的时候，就会出现系统性认知方式偏差（或称认知歪曲），对现实情境做出歪曲的认知解读，进而出现歪曲的自动思维。在考试焦虑中，我们经常可以发现五种认知歪曲的方式。

★ **过分理想化**：根据自己的主观愿望而不是实际情况来提出考试目标，并以此来评价自己的考试情况和结果。这种观念往往以"应该""必须"或"不能"等词语表现出来，如"我应该考试成功""我必须考第一名""我考试不能失败"等。

★ **过分灾难化**：认为考试失败是一件很糟糕的事情，这种悲惨的事情自己将难以承受。如"要是我不能考上名校的话，我就完了""如果考试失败，我的人生就完了""考试失败将使我无法面对家人朋友"等。

★ **过度概括化**：从少数或者偶然的考试失利中得出自己即将考试失败的结论，从而引发担忧和焦虑。如"我中考失败，高考肯定会出问题""我昨晚没有睡好，今天考试肯定考不好"等。

★ **过于简单化**：用简单化的、非黑即白的方式来判断和思考问题，用完全肯定或者完全否定的方式下结论。如"我肯定会失败""我肯定能成功""我考不上理想大学了"等。

★ **过于消极化**：在没有充分思考及分析积极因素和消极因素的情况下，就对自己的未来感到悲观。如"我不会通过那场考试""我的运气总是不好"等。

通过上述分析我们就可以发现，引发考试焦虑的深层原因是个体的负性核心信念（我是无能的、我是不可爱），负性核心信念通过其补偿策略在学习考试领域中具体化为中间信念，而这些中间信念又通过歪曲的认知方式实现对考试情境的歪曲解读，从而产生歪曲的自动思维。最终，在歪曲的自动思维（即认知）的影响下，就引发了情绪、行为、生理和躯体症状等焦虑症状。

5.3 考试焦虑的治疗原理

根据应激反应认知双循环模型（见图 5-2），考试事件及其相关的具体情境是客观存在的，既然无法避免我们只能接受。要解决考试焦虑问题，就只能从认知、情绪、行为、生理反应等方面进行干预。

（1）**我们需要干预认知，因为认知是考试焦虑的直接原因。**换句话说，因为考生对考试有着消极的认知，才会产生考场焦虑的具体症状表现。我们在前面说过，焦虑情绪的认知有两个特点，一是不确定性，二是失控；我们也说过考试焦虑的认知有两个内容，一是对考试结果的消极预期，二是认为考试失败后果糟透了。在考试焦虑的干预中，我们需要干预的就是考生这样的一些消极认知。一旦考生的消极认知得到干预，由认知引发的情绪、行为、生理反应等也会发生相应的改变。

（2）**我们需要改善行为。**心理学研究发现，焦虑并不全是坏事，适度的焦虑反而可能导致更好的绩效表现。当考生对考试结果有担忧或不确定的时候，会促使他们采取行为来降低不确定性，使得自己的考试结果朝着好的方向发展。也就是说，他们要把焦虑的"不确定"和"失控"，通过努力变成"确定"和"掌控"的结果。考生通过努力，投入时间和精力去准备，可结果却不一定符合自己的期望，也可能变得更糟糕或没有改善。

如果努力的结果是局面改善，这就会增强考生的控制感和良好考试结果的预期，考生的焦虑也就下降或缓解了；但如果努力的结果是并没有改善，考生的焦虑就会持续甚至恶化。有部分研究考试焦虑的专家甚至认为技能缺陷也是一种考试焦虑类型，这也从一个侧面说明考生学习和应对技能缺陷是考试焦虑恶化的重要因素。因此，从认知行为疗法的角度看，我们需要辅导学生的学习和应试技能，增强学习和应试的有效性，提升考生的知识掌握水平和考试发挥水平，争取获得更好的学习效果和考试分数。

（3）**我们需要干预焦虑情绪和生理反应。**当考生对考试结果存在担忧认知的时候，就可能引发焦虑情绪和相应的生理变化，对这些生理变化和焦虑情绪的觉察就构成了与考试相关的情境，进一步增强担忧认知，结果就是焦虑情绪变得更加严重，生理反应更为强烈。例如，考生在考场上发现一个考题比较陌生不知道如何下手，担心自己答不上来，引发了心跳加快、手心出汗的生理反应，随后他注意到自己心跳加快和手心出汗，这让他更加相信自己做不出这道题，焦虑情绪和生理反应就更严重。为了打破这个认知生理循环，我们就需要直接针对焦虑情绪和相应生理反应进行干预，应用放松技术等方法降低考试焦虑的情绪和生理反应，一旦焦虑的情绪和生理反应降低，考生就能强化自己对考试和考试焦虑的控制感，最终降低考试焦虑。

在上面工作的基础上，我们还需要根据贝克认知疗法 T 字模型（见图 5-3），修正影响考试焦虑自动思维（即上面讨论的认知内容）的深层认知信念（中间信念和核心信念），因为考试焦虑中的具体认知（即自动思维）是由于核心信念及中间信念所决定的。只处理考试焦虑的具体认知，而不处理更为深层的中间信念和核心信念，遇到其他情境或生活事件，又可能引发考生的心理问题，为了解决得彻底一些，我们需要继续就中间信念和核心信念开展工作。

按照贝克认知疗法工作的原理，我们需要在自动思维阶段之后开展中间信念阶段的工作，最后才是核心信念阶段的工作。就中间信念阶段而言，心理咨询师要修正考生存在的歪曲的认知方式，如过度概括化、过分理想化、过分灾难化、过于消极化和过于简单化等，另外还要修正中间信念的认知内容——态度、假设和规则。关于学习考试的中间信念得到修正，涉及学习和考试的生活事件就不会再引发考生的焦虑情绪等心理问题了。

在中间信念得到修正的情况下，如果继续咨询，就可以进入核心信念阶段修正考生的负性核心信念（如我是无能的、我是不可爱的）。只有核心信念得到修正，个体才能具有健康的人格，才能长期保持心理健康水平。

5.4　考试焦虑的咨询方案

认知行为疗法的心理咨询注重对症治疗，根据心理问题的具体表现开展咨询治疗工作。考试焦虑有认知型焦虑和情绪型焦虑两种类型，这两种类型在临床症状上面有着明显区别，它们的咨询目标和咨询计划就存在差异，下面我们分别讨论认知型焦虑和情绪型焦虑的咨询方案。

至于备考焦虑、临考焦虑和考场焦虑三种焦虑亚型，它们的区别不在临床症状上，主要在应考时间点和认知内容上，这两点主要区别并不影响咨询目标和咨询计划，故此，我们不单独针对这三种焦虑亚型制订咨询目标和计划。

5.4.1 考试焦虑咨询目标

考试焦虑认知型的咨询目标

认知型焦虑主要以担忧认知为主要表现，在备考、临考和考试过程中，因为某些与考试相关的情境而引发对考试结果的消极预期，考生头脑中一旦出现担忧认知，这些认知就会影响考生当前正在进行的备考或考试活动，造成注意力分散和思维阻抑现象，考生就可能把注意力从当下的备考或考试中抽离出来想到别的或其他的事情，有些时候考生会联想到考试失败的情形，有的考生则会出现面对当前的学习或考试任务头脑空白、脑子转不动、缺乏思路的思维阻抑现象。

针对考场焦虑认知型的这些临床症状，具体咨询目标如下：

- 提升备考复习效率和考试发挥水平，取得更好的考试成绩；
- 降低对考试结果的消极预期，减少这种担忧认知出现的频率；
- 增强对考试结果的积极预期，增强考试成功的信心；
- 减少入睡困难的问题，增加有效睡眠时间；
- 减少注意力分散行为，增加备考或考试过程的专注行为；
- 消除思维阻抑，集中精力应对当前问题；
- 改善并提高复习备考行为，提升复习效率；
- 改变并提高考试技能，提升考试发挥水平。

考试焦虑情绪型的咨询目标

情绪型焦虑以焦虑情绪和相应的生理反应为主要临床表现，考生在备考、临考和考场上体验到显著的焦虑情绪以及与焦虑情绪相关的生理变化，如心悸、胸闷、气急、头晕、出汗、手抖、胃疼、尿频、尿急等，焦虑程度强且持续时间长，有着生理素质基础的考生还会出现躯体症状，如头疼、发烧、腹泻、胃疼、睡眠问题、神经衰弱等。考生觉察到焦虑情绪和相应的生理反应，又返回来增强了焦虑情绪和生理反应。焦虑情绪和躯体症状问题就逐渐变成当前最令考生苦恼的问题，它受关注的程度甚至超过考试本身，影响考生的学习备考和考试应试的发挥。因此，对于这类型的考试焦虑，可以参考的具体咨询目标如下：

- 提升备考复习效率和考试发挥水平，取得更好的考试成绩；
- 改善并提高复习备考行为，提升复习效率；
- 改变并提高考试技能，提升考试发挥水平；
- 缓解考试焦虑的情绪体验；
- 降低考试焦虑的生理反应；
- 缓解并消除有关躯体症状的反应；
- 掌握并应用放松训练技术；
- 增强备考或考试过程中的专注行为。

5.4.2 考试焦虑咨询计划

考试焦虑认知型的咨询计划

认知行为疗法的咨询首先处理的是患者的临床症状，然后再处理引发心理问题的深层原因。对于考试焦虑来说，首先需要处理的是考试所引发的焦虑症状，即担忧认知、焦虑情绪、分心行为等。在症状得到控制以后，咨询师就可以进入中间信念和核心信念阶段，处理引发患者的考试焦虑的补偿策略、认知方式和核心信念。

下面介绍考试焦虑认知型的咨询计划，我们以小节（每小节包含 2 ～ 3 次会谈）为单位规划咨询进程，下面的咨询计划到中间信念为止，不包括核心信念阶段的咨询安排。如果患者愿意继续会谈，可以在此基础上开展核心信念阶段的会谈。

第 1 小节：心理评估与心理教育

心理咨询师搜集相关资料，对患者的问题做出评估诊断，确认为考试焦虑以后，咨询师与患者进行沟通，明确咨询目标和咨询计划，并对患者进行相关的心理教育。

心理评估：精神疾病诊断方案（如 DMS-5、ICD-10）里面并没有考试焦虑的诊断标准。一方面，因为考试焦虑是现实性焦虑，面对考试这样的生活事件，相当一部分人都难免会体验到焦虑，很难说某种程度的焦虑是正常的还是不正常的；另一方面，对多数人来说，考试焦虑只有程度的差别，没有本质的差别，也有研究认为适度焦虑有益于绩效。考虑到上述情况，心理咨询师在评估考试焦虑的时候，需要考虑这些方面：第一，患者的焦虑的确由参加考试引发，换句话说，患者的焦虑程度应当与考试的进程和重要性之间存在明显的关联；第二，患者的考试焦虑妨碍其复习备考和考试发挥，而不是促进了复习和考试，也就是说，患者的考试焦虑实际上对考试起着妨碍作用而不是促进作用；第三，需要把考试焦虑和焦虑症区别开来，特别是要和广泛性焦虑障碍区分开来，有着广泛性焦虑障碍的患者，他们不仅对考试感到焦虑，生活中的其他方面也会让他们感到焦虑；第四，要把考试焦虑和抑郁障碍区别开来，对于即将到来的考试，有些患者担心考不好而产生焦虑，但有些患者却认定自己不可能考好而出现抑郁；第五，根据患者考试焦虑的临床症状，对其类型做出正确区分，判断其属于认知型焦虑还是情绪型焦虑。

心理教育：心理教育的内容包括考试焦虑的原因、干预考试焦虑的治疗原理，以及考试焦虑的咨询计划等内容。这些内容可以参见本章相关部分的介绍。咨询师给患者进行心理教育的时候，一方面，需要在搜集相关资料的基础上，结合患者的实际经验来进行解释和说明；另一方面，在进行心理教育的过程中，咨询师要寻求反馈，了解患者对相关内容的理解和接受程度。如果患者存疑，可以给患者时间思考，在未来的会谈时间继续进行心理教育。

第2小节：挑战认知与注意力管理

认知型焦虑患者的主要临床症状是担忧认知，以及由于经常出现的担忧认知影响备考、考试和睡眠等。因此，心理咨询干预首要处理的问题就是担忧认知和注意力管理问题。

挑战认知：通过前面的分析，我们发现考试焦虑患者的认知内容：① 对考试结果有消极预期；② 对考试失败有非常严重的负面认知。考试焦虑作为焦虑情绪的一种，也体现了焦虑的认知特点：① 不确定的认知；② 失控的认知。对于患者有关考试的这些担忧认知的内容，心理咨询师可以应用认知行为技术来处理，修正患者对考试结果的消极预期，把患者对考试结果的预期变得更加正面和积极；修正患者对考试后果的预期，让患者明白虽然考试失败不是什么好事，但自己还是可以有补救措施的；修正患者的失控认知，让患者明白自己对结果还是有一定的掌握能力的，自己可以通过做一些事情让结果朝好的方向发展。这里可以应用的技术有控辩方技术、发散思维技术、可能区域技术、应付卡技术等。

注意力管理：从行为主义的观点看，让自己沉浸在担忧的想法之中也可以被看作一种行为，应用注意力管理的技术来处理沉浸在担忧想法中的这类行为，常见的做法有再聚焦和分心的技术。再聚焦技术的意思是，当患者发现自己沉浸在担忧想法中的时候，就停止下来，把注意力重新聚集到当下的复习和考试任务中去，用通俗的话说就是，每当患者发现自己走神的时候就要把注意力重新转回到当前的任务中来。分心技术的意思是，当患者发现自己沉浸在担忧想法中的时候，可以把注意力转移到其他活动中去（站起来走走，和身边的人说说话），不再去考虑这些担忧的想法。再聚焦技术和分心技术的共同点是停止对当前担忧想法的思考，不同点是再聚焦技术要求把注意力转回到当下的任务中来，而分心技术是把注意力转到其他活动上。如果患者当下有正事要做（如在看书学习或者考试），再聚焦到当前的任务是必然的选择；但如果患者当下没有什么事情做（如发呆），这种情况下分心就是最好的选择了。在这里需要说明，控制或管理自己的注意力不是一件很容易的事情，患者需要花一些时间去练习，随着练习次数的增加，对注意力的掌握能力就能增强，也能控制自己担忧想法出现的次数和持续的时间了。

第 3 小节与第 4 小节：信念修正与技能训练

在前面咨询工作的基础上，心理咨询师可以帮助患者调整中间信念，修正其补偿策略。另外，如果有必要的话，可以辅导一些备考和考试技能，以帮助患者学得更好、考试发挥得更好。

信念修正： 患者对考试的担忧认知是由更深层的中间信念和核心信念决定的，因此，咨询师有必要对影响考试的中间信念开展工作。中间信念修正要针对"态度"和"假设"开展工作，并在态度和假设修正的基础上，修正中间信念的"规则"部分。例如，我们在前面介绍了一个考生的中间信念内容如下："排名下降是很糟糕的"（态度），"如果我的努力超越他人，就能维持排名"（积极假设），"如果我懈怠，就会失败"（消极假设），"我应该超越他人以取得成功"。对于这位考生的中间信念，我们可以先讨论"排名下降是糟糕的"态度，咨询师可以应用认知连续体技术，把认知修正为"暂时的排名波动不要紧"或者"超越自己是最重要的"态度。接下来，咨询师就可以从消极假设开始入手修正假设，通过评估零点和行为试验等认知技术的应用，得到类似"在努力的基础上改善方法，能让自己变得更好"的新假设，基于新的态度和假设，自然就可以得出新的规则："我要改善方法，争取更好的排名。"

技能训练： 对许多参加考试的考生来说，花了许多时间复习但结果并不理想，这其中也有技能方面存在缺陷的原因。许多考生只知道投入更多时间去学习，却不太关注学习方法、考试方法和时间效率等。由于学习技能和考试技能存在缺陷，导致学习成绩和考试发挥并不理想。如果心理咨询师能够帮助考生改进学习方法、复习方法、考试方法和时间效率策略，假以时日，考生的知识掌握水平和考试成绩也就能够得到提高。考生的考试成绩提高，就更可能实现原来的期望与梦想，考生的焦虑也就自然下降了。

考试焦虑情绪型的咨询计划

下面介绍的考试焦虑情绪型的咨询计划到中间信念阶段为止，不包括核心信念阶段的咨询安排。中间信念阶段的咨询结束后，如果患者愿意，就可以接着开展核心信念阶段的咨询。这份咨询计划以小节（每小节包含2~3次会谈）为单位安排咨询。

第1小节：心理评估与心理教育

心理咨询师搜集相关资料，对患者的问题做出评估诊断，确认为考试焦虑以后，咨询师与患者进行沟通，明确咨询目标和咨询计划，并对患者进行相关的心理教育。

心理评估：心理咨询师在评估考虑焦虑的时候，需要考虑这些方面：①患者的焦虑的确由参加考试引发，焦虑程度应当与考试的进程和重要性之间存在明显的关联；② 患者的考试焦虑妨碍其复习备考和考试发挥，而不是促进了复习和考试；③ 把考试焦虑和焦虑症区别开来，特别是广泛性焦虑障碍、惊恐发作等焦虑障碍；④ 把考试焦虑和抑郁障碍区别开来。此外，根据患者考试焦虑的临床症状，对其类型做出正确区分，判断其属于认知型焦虑还是情绪型焦虑。

心理教育：心理教育的内容包括考试焦虑的原因、干预考试焦虑的治疗原理，以及考试焦虑的咨询计划等内容。这些内容可以参见本章相关部分的介绍。对于情绪型焦虑患者，他们往往不太接受生理问题或躯体疾病与心理因素相关，特别是和认知观念相关的事实。在他们看来，一旦认为生理问题是由心理因素造成的，他们就认为自己应该为此负责，这会让他们感到内疚。因此，咨询会谈中咨询师要注意避免让患者产生负责的想法和内疚感。对于考试焦虑情绪型的原因与原理的解释要依据应激反应认知双循环模型（见图5-1）来说明，让患者理解心理和生理之间的关系，能够认同心理治疗方法，也能解决生理方面的问题。

第 2 小节：焦虑缓解与学习管理

情绪型焦虑的主要症状是焦虑情绪体验以及与焦虑相关的生理反应，甚至由于焦虑情绪而产生的躯体疾病。这些生理反应和躯体症状只是情绪型焦虑的一个侧面，另一个侧面是焦虑患者把注意力集中在自己的躯体症状上以后，自己的学习和考试就被忽视了，学习效率和应对状态就变差了。

焦虑缓解：心理咨询师需要教给患者一些放松技术，临床推荐的放松技术是渐进性肌肉放松技术和腹式呼吸方法，至于其他的音乐放松、冥想放松等方法主要的作用是让大脑得到休息，对于有着显著躯体症状的焦虑来说效果不明显。心理咨询师教给患者肌肉放松的训练方法（或者腹式呼吸方法）后，患者每天都需要进行这样的练习，一般要求是每天练习两次，上下午各一次，每次最好练习 30 分钟左右。如果有可能，患者可以随时进行这样的练习。若患者能够坚持练习和使用放松方法，就能让自己经常处于放松状态而不是焦虑状态，这就能舒缓焦虑所带来的交感神经系统的生理变化，使得身体恢复原来的平衡，焦虑情绪就缓解了，躯体症状也就消失了。

学习管理：患者有躯体症状就会影响其备考和考试，导致患者无法像正常人那样集中精力学习和考试。正因为有着这样的躯体症状和焦虑情绪，患者也就有充分的理由学不好和考不好了。他们往往会说："这就是因为焦虑情绪和躯体症状影响了我，要是我没有这些症状和情绪的话，我就能够学好和考好了。"有鉴于此，咨询师一方面要帮助患者缓解焦虑和躯体症状，另一方面则需要把患者的注意力集中在学习和考试上，带着症状（焦虑情绪和躯体症状）复习和考试，争取在有症状的情况下，尽可能地学好和考好。为了实现这样的目标，心理咨询师就需要和患者讨论在存在症状的前提下，可以通过什么方法让自己尽可能有效率地学习和考试，虽然这样的学习和考试状态不如理想状态那样好，只要能够比过去的糟糕状态好就可以。实际上，当患者不再抱怨自己的症状，并把精力投入学习中的时候，学习效率和学习状态也就逐渐改善了。

注意力管理：当患者把注意力聚焦在焦虑情绪和生理变化并为此而烦恼的时

候，自然就不能专注于学习和考试了。在心理咨询初期，患者的焦虑情绪、生理反应和躯体症状还是很明显和严重的时候，这些症状常常吸引患者的许多注意力，严重地影响了学习和考试。为了更好地学习和考试，患者需要把注意力聚焦在学习和考试上。当患者体验到焦虑情绪和生理症状的时候，就可以利用再聚焦技术把注意力转回到当前的学习和考试上。这样做有两个好处：一是注意力从焦虑情绪和躯体症状中离开，患者的焦虑情绪没有了，躯体症状不明显了；二是注意力回到学习和考试上，学习和考试的状态提升，学习效率和考试成绩就会改善。

第 3 小节与第 4 小节：信念修正与技能训练

在中间信念修正和技能训练这个阶段的咨询中，认知型焦虑和情绪型焦虑是一致的。这两种考试焦虑亚型的主要区别是在临床症状上，它们在深层信念方面并没有什么不同。此外，这两种考试焦虑亚型的患者也同样存在学习和考试技能缺陷。

信念修正：与认知型焦虑一样，在这里我们还是需要识别患者的中间信念（态度、假设和规则），然后对中间信念开展工作。对咨询师来说，可以先探讨态度部分，因为态度触发了负性核心信念。例如，我们在前面介绍的一个个案，她的核心信念是"我是不可爱的"，而她关于学习的中间信念是这样的："让他人失望是很糟糕的"（态度），"如果我能考好，就能让他人满意"（积极假设），"我必须考好才对得起他人"（规则）。如果有家人或老师对她的模拟考试感到失望，就会触发"让他人失望是很糟糕的"态度，对她来讲，他人的失望就意味着自己是不可爱的。

因此，心理咨询师可以先与考生讨论态度"让他人失望是很糟糕的"，通过认知连续体等技术修正这个态度，让考生认识到"让他人失望令人遗憾，但并非无药可救"，那么考生对于每次考试的表现就不用那么焦虑了。接下来，咨询师就可以修正她的假设"如果没考好，我就辜负了他人"，通过心理咨询技术的应用，个案会明白，自己虽然可以通过考出好成绩来满足他人的期望，但她也可以通过与他人沟通交流赢得他人的理解和支持，有了这样的认知，她的假设就可以修正为"尽力而为并赢得他人理解，也能得到他人的理解和接纳"。有了新的规则和假设，自然就能得到新的规则了："我要尽力而为，并与他人沟通赢得理解与接纳。"有着这样的新信念，有关学习考试的考试焦虑和其他的心理问题也就烟消云散了。

技能训练：缺少相应的学习和考试技能也是部分考试焦虑患者（无论是认知型焦虑还是情绪型焦虑）存在的问题。如果心理咨询师能够在学习和考试技能方面提供一些辅导，帮助他们改善学习和考试，就能让他们取得更好的学习效果和考试成绩。有更好的成绩摆在那里，不仅可以缓解考试焦虑，还能增强他们考试的信心。

5.5 考试焦虑的咨询技术

5.5.1 注意力管理方法

从行为主义的"刺激—反应"观点来看，陷入某种消极情绪（如焦虑、抑郁）或者某种观念（如后悔自己的选择）可以被视为某种行为反应，是一种问题行为。当我们把陷入情绪或观念看作问题行为的时候，就不用讨论情绪的类别（焦虑还是抑郁），也不用关心观念的内容（后悔曾经做出的选择），我们只需要让这样的行为减少或消失即可。

选择合适的测量指标

要减少或消除沉浸于消极情绪或观念的行为，按照行为改变的要求，我们首先需要对问题行为进行量化，找到量化问题行为的测量指标，其目的是为了描述干预的效果和改变的程度。对于沉浸消极情绪或观念的行为来说，有持续时间、次数、频数等指标。

- **持续时间**：陷入消极情绪或观念时就开始记录时间，从情绪或观念中脱离出来的时候记录结束时间，用结束时间减去开始时间就可以得到持续时间。
- **次数**：不用考虑起止时间和持续时长，只要陷入消极情绪或观念就记录一次。
- **频数**：把整个时间段区分为若干个时间段或时点，然后确定每个时间段或时点内是否存在陷入消极情绪或观念的情形，如果有就记录一次；如果没有就不记录，最后计算发生次数与总时段数之比。

对于上述三个指标，我们做一个简单分析。

（1）**持续时间的观察最为精确，它可以描述患者有多少时间陷入消极情绪和观念中**。但这种方法有一个操作方面的困难，即患者本人往往不能确定自己是何时开始陷入消极情绪或观念中的，往往会在陷入情绪或观念许久后才意识到，因此持续时间的测量就不准确了。

（2）**次数指标比较简单，发生一次就记录一次**。这个指标有一个不利的方面，就是当我们要求患者陷入消极情绪和观念时启用注意力管理方法，从情绪和观念中脱离出来，这个做法的好处是患者不再陷入其中，每次陷入消极情绪中的持续时间变短了，但患者可能很快又重新陷入进去了。在应用注意力管理的初期，患者陷入消极情绪和观念的持续时间会缩短（这是方法有效的标志），短期会导致陷入消极情绪和观念的次数增加。如果用次数作为指标的话，可能给人的感觉是注意力管理没有效果，反而变得更严重了。

（3）**频数方法比较可行**。我们先详细地说明频数指标的操作方法，然后再评价。① 确定观察总时段，如患者最常陷入考试焦虑情绪的时间是晚上 7:30-10:30；② 确定时间间隔长度，考虑到患者要自我监控耗费注意力资源，如果时间间隔太短就会影响当下的工作，建议时间间隔以 5 ~ 15 分钟为佳，如选择 10 分钟的时间间隔；③ 确定时段方式还是时点方式，所谓时段方式就是在确定时段（10 分钟）内如果出现陷入消极情绪或观念的情况，不管它在这个时段内持续多长时间（3 分钟、5 分钟、8 分钟），都记录一次。如果它越过这个时段进入下一个时段，就在下一个时段里记录一次。所谓时点方式，就是每隔确定时间（10 分钟）检查一次，如果当时正陷入消极情绪和观念中就记录一次，不论什么时候开始，也不论什么时候结束。考虑到这是由患者自我监控，为了避免耗费太多注意力资源，建议选择时点方式而不是时段方式。这是因为时段方式要求观察者一直处于观察状态，而时点方式就只要求在特定时刻观察即可。

给大家介绍了三种方式，我们建议用频数方法（特别是时点方式）来统计。第一个原因是，它耗费精力比较少，也比较容易操作，不用记录开始时间，也不用记录结束时间，也不用提醒自己去监控自己；第二个原因是，测量结果比较稳定和准确，避免了初期有意识控制陷入情绪和观念带来的次数增多所导致的指标失灵的现象。例如，在晚上 7:30-10:30 的 3 小时内以 10 分钟为时间间隔进行时点观察记录，两次观察时间间隔比较长，这避免了注意力控制带来初期次数增多的情况，另外 3 小时一共就有 18 个观察时点，最终通过陷入消极情绪或观念的次数与总次数之比来说明效果，比仅仅用发生的次数来说明要科学得多。

明确了陷入消极情绪和观念的测量指标（时点观察的频数方法），接下来就给大家介绍减少陷入消极情绪或观念的行为方法——注意力管理方法。注意力管理方法是指当患者陷入消极情绪或观念中的时候，就通过注意力转移把注意力从消极情绪或观念中转到其他任务或活动上。一旦患者把注意力转移到其他任务或活动上，患者就不再沉浸于消极情绪或观念中了。根据注意力转移的目标任务或活动的不同，可以分为再聚焦和分心两种注意力转移方法。

再聚焦方法

再聚焦方法是把患者的注意力重新拉回到当前任务或活动中的方法。许多时候，患者正在看书做题为参加考试而积极准备着，突然患者的注意力就从当前的任务转移到消极情绪或观念中去了。在这种情况下，我们就需要让患者停止沉浸在消极情绪或观念中，要把患者的注意力重新转移回到当前的任务——看书做题中来。这种把注意力重新转回到当前任务的做法就被称为再聚焦。

例如，一个高考生有着严重的考试焦虑，其表现就是在晚自习的时间看书或做题容易走神，特别是遇到难题不会做或者读书不在状态的时候。这个时候，他就很容易陷入这样的观念中：要是考不上好大学，将来就不能找到好工作，就没有高工资收入，自己也就无法孝敬父母，甚至想到自己和父母日子过得很凄惨的情景，然后就情绪非常低落。当他意识到自己处于这种消极情绪和观念中时就提醒自己不要想了，并把注意力重新转回当前的看书或做题任务中来。

每当患者意识到自己走神，想到上面这些内容的时候，就让自己停下来，他可以采取一个动作（如用手扭一下耳朵或者大腿）做一个切换状态的提示，然后把注意力转回到当前的学习任务中来。当他的注意力回到当前学习任务中的时候，可以采取不出声地阅读当前文字或者用笔画重点句子等方法，通过动嘴和动手的方式把注意力维持在当前任务中。他采取再聚焦技术后，消极情绪会得以明显好转，这也增强了他继续咨询的信心。

分心方法

如果是在学习或考试的时候陷入消极情绪或观念中，患者就需要通过再聚焦的方法将注意力转回到当前任务中来。要是患者在休息的时候陷入消极情绪或观念中，患者又该把注意力转移到哪里去呢？这个时候就可以用分心的方法把注意力转移到其他地方，只要不继续停留在消极情绪里就行。

上面这位考试焦虑患者除了在看书做题的时候会陷入消极情绪或观念中，平时在宿舍休息的时候也会出现这样的情况，这时候他就可以采取分心的方法来减少或避免陷入消极情绪或观念中。咨询师可以和患者讨论在那种情况下，患者可以做些什么事情来转移注意力，如与人聊天说话、到户外走动、练字、读小说、朗诵诗歌、给家人发微信等。

通过统计图呈现咨询效果

一旦我们建议患者采取注意力管理方法（再聚焦或分心），患者就会希望看到效果。在行为改变技术中，我们常常用统计图的方式来干预效果。不同的测量指标有着不同的统计图形式，就我们前面建议的时点频数观察记录来说，折线图是比较合适的呈现方式。下面我们系统地介绍操作步骤。

（1）为了说明注意力管理的效果，我们首先要选择最经常陷入消极情绪或观念的时段作为观测时段，其他较少出现的时段我们就可以不用管它。对一个晚自习时间最常陷入消极情绪或观念的患者来说，选择晚自习时间就是比较合适的，如晚上 7:30-10:30 这 3 小时。

（2）**基线测评**。就是在实施注意力管理之前，了解学生陷入消极情绪或观念的基础情况。在这里，我们就需要确定问题行为的观测和记录方式了。按照前面的解释，我们选择时点观察方式，每隔 10 分钟检查一次，如果当日处于消极情绪或观念之中就记录一次，如果没有就不用记录。一般情况下，基线测评要求一周时间（至少需要 5 天观察记录）。

（3）**实施干预**。在取得基础数据后，心理咨询师教会患者使用注意力管理方法，为了确保患者能够正确使用注意力管理技术，咨询师需要指导患者一些具体的方法，确保其注意力能够转移过来。一般来说，让患者应用一些需要动手动脑的方法比较容易使其注意力得到维持。

（4）**图示呈现干预效果**。用直观的图示（统计图）呈现干预之后患者陷入消极情绪或观念的变化。就我们讨论的这个案例来说，折线图就是一个直观的呈现方式。

图 5-4 应用的统计指标是频数而不是百分比，这主要是因为每日观察记录总次数相同（都是 18 次），频数是否转化为百分比不影响统计结果。如果每日总次数不一样的话，还是需要转化为百分比指标。从 5 月 8 日到 12 日这 5 天为干预前的基线测评期，在这 5 天里，患者陷入消极情绪或观念的频数在 8 ~ 10 次之间；从 5 月 15 日开始，患者应用注意力干预技术（再聚焦方法），陷入消极情绪或观念的频数有明显下降，从最初的 6 次下降到

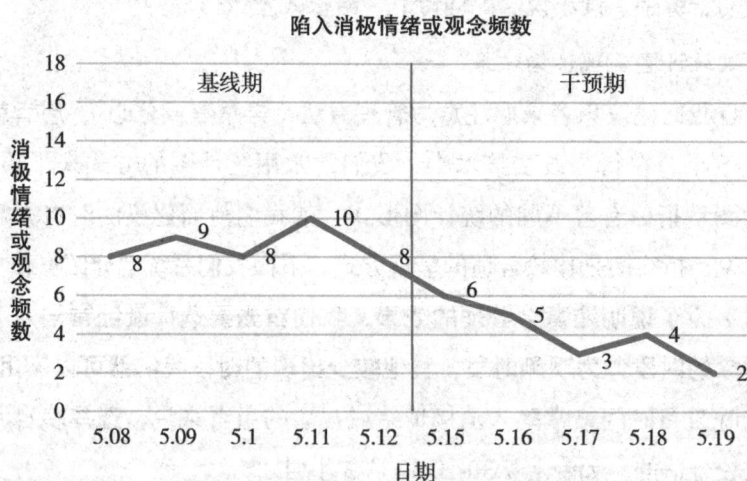

图 5-4　注意力管理干预效果图

2次，这说明注意力管理技术是有效的。

通过统计图的方式让患者看到效果非常重要，它有利于患者继续坚持应用注意力管理技术，也有利于增强患者对咨询的信心。

5.5.2 考试焦虑自助表

对于有考试焦虑的考生来说，可以通过系统应用认知行为疗法技术的方式自助，帮助自己修正对于考试的歪曲认知和做出积极的行为改变，提升学习效率，确保考试中有良好发挥。咨询师可以教患者用自助表来应用认知行为疗法技术。

认知行为疗法的自助表有通用的，适合各种各样的心理问题，如朱迪斯·贝克提出的思维记录表；也有专用的，针对某个特定的心理问题而设计。表 5-1 是我专门针对考试焦虑而设计的自助表，主要目的是通过患者自己回答表格中的规定问题而降低考试焦虑，改善复习状态和提升学习效率。

表 5-1　考试心态 CBT 自助表

现场记录	情境：		
	情绪（和强度 %）：		
	想法（和相信程度 %）：		
自助问题	有证据吗	支持上述想法证据	支持相反想法证据
	考试会怎样	最糟结果是：	
		出现糟糕结果，你可以怎么办	
		最好结果是：	
	想法利弊	好处是：	
		弊端是：	
结论	现在怎么想更能考好		
	现在怎么做更能考好		
	现在心情如何（%）		

这个表格包括现场记录、自助问题和结论三个部分。

现场记录主要是对考试焦虑进行概念化，找到引发考试焦虑等情绪的情境和想法（自己思维），并且对情绪和想法进行评估。一般来说，识别情绪和情境比较容易，识别想法（即自动思维）比较困难，如果患者在识别自动思维方面有困难，下面有三个问题可以帮助患者：① 发生了什么事或怎么回事（怎么解释分析评价情境）？② 这是什么意思或对我意味着什么？③ 接下来会怎么样，后果如何？

自助问题是表格的主体部分，在这里有三个技术的应用：① 控辩方技术；② 可能区域技术；③ 代价收益技术。控辩方技术就是帮助患者思考相反的想法，并通过证据来证明自动思维和想法。可能区域技术就是帮助患者除了考虑糟糕的可能，还需要考虑好的可能，修正对于未来的消极预期。代价收益技术就是为了让患者认识到消极的想法对考试没有好处，促使其放弃这样的想法。

结论部分是自助问题思考的结果，涉及新的认知（怎么想更能考好）、新的行为（怎么做更能考好），以及对自助表应用后的效果评估（现在心情如何）。

5.5.3 考场心理优化方法

为了帮助考生在考场上有良好的发挥，需要让考生适应考试环境，应对考试过程中的各种意外，进行心理调节，优化应试心态。在这里摘一段我在《高考其实很简单》[①]一书中的相关内容供大家参考。

考试开始之前：熟悉环境，掌握环境

体育比赛都有主场比赛和客场比赛的说法，可见对比赛场地的熟悉程度会对参赛队员的心理产生影响。环境同样会对考生的心理产生影响，引起他们不必要的情绪波动。如果考生对考试环境感到熟悉会有利于考试发挥，因此如果在自己的学校考试最好了。如果不是，考生应当在规定允许

---

① 郭召良.高考其实很简单 [M]. 2010，北京：清华大学出版社 .179-190.

的范围内去了解和熟悉考点。

（1）**准确掌握自己所在考场的学校名称和具体地址**，并且事前要亲自到所在学校走一趟，事前选择好交通工具和交通线路。每年高考都会发生考生走错考场和因堵车或天气不好等原因而影响考生准时到达考场的情况，而一旦出现这样的意外情况，考生的心态就很难平静下来认真考试。

（2）**准备好相关证件和备份文具**。离家参加考试之前，一定要检查相关证件和文具是否带好。最好的办法是前一天就准备好放在一个固定的地方。考试用的文具最好多准备一份，以防考试中出现各种意外情况。

（3）**与同学和老师说说话**。要想考试发挥得好，人际环境也是非常重要的。我们进入考场以后，一些考生就把其他考生看作竞争对手，从心里排斥他们，自己会产生一种孤独感，在一个被竞争对手包围的环境里，无法做到放松；一些考生则把自己看成小偷或老鼠，把监考老师看成警察或者猫，把考生和监考老师的关系看成"天敌"的关系，把老师看成自己的"克星"。一旦监考老师来到自己身边，考生就会感到紧张，有时连解题思路都没有了。自己稍微有什么动作，就担心老师会抓他作弊。

进入考场后与监考老师问声好，打个招呼，自报家门，让老师对你有一个印象。由于跟老师讲了几句话，考生对老师可能就会产生一些亲近感。在考试过程中，自己对监考老师也就不那么害怕了。

考试开始：顺利度过考前几分钟很重要

考试开始，同学往往处于兴奋状态中，无法静下心来答题，常常出现头脑空白、没有思路的情形。这时候就需要让自己静下来，逐渐进入答题状态中。

（1）**暗示自己"我已经平静下来了"**。在自己兴奋紧张的时候，不要用"别紧张"这类的词来暗示自己，因为这样的词汇会让自己更紧张。我们应该用积极的词汇来暗示自己，如"放松些"或者"我已经平静下来了"，或者告诉自己"一会儿就好了，很快会过去的"，积极的言语暗示对于消除紧张非常有帮助。

（2）**转移注意力，多读几遍试题**。如果把注意力集中在自己的心跳和呼吸上，会让自己更紧张，反而不能消除紧张感。最好的办法是把注意力从生理反应转移到做题上面，一旦不再关注自己的生理反应，就容易走出紧张的局面。考生可以用默念试题的办法来加强自己对试题的关注，如果念一遍之后头脑还是一片空白，可以接着念第二遍。在念的时候，可以用笔把重要内容标示出来。

（3）**学习使用深呼吸放松**。深呼吸是心理学中最为常用也很有效的放松方法，用来克服紧张情绪时极为方便实用。有的同学把深呼吸理解为使劲吸一口气然后呼出来，这样的理解是不正确的。深呼吸，也是腹式呼吸，它是指用腹部的收缩与扩展进行呼吸的一种方法。这种方法有三个要领：① 无论是吸气还是呼气，胸部都不能动，也就是说，不能用胸部的扩张来进行呼吸，你可通过镜子观察自己吸气时胸部、肩部等上半身是否在动来判断；② 吸气时，通过努力向外撑大腹部，就像给气球打气一样让自己的腹部鼓起来，呼气时自然收缩腹部；③ 尽量放慢呼吸节奏，慢慢地把气吸进去，轻轻地把气呼出来。

考试进行中：应对意外，稳住心态。

许多学生在考场上会出现心态问题，主要的原因出在"想赢怕输"上。考场心态失常的轨迹是这样的：① 考试前想赢怕输，发挥失常的学生都有强烈的成功动机与害怕失败的心理阴影；② 到了考场上面临威胁和考验，如其他同学翻卷交卷、有难题不会做等；③ 把威胁和危险夸大为灭顶之灾，把这些状况等同于失败，这就像把普通的咳嗽等同于得了肺炎一样的夸大；④ 不断重复消极的自我暗示，直至摧垮自己的斗志，如经常不断地重复"完了，完了"等；⑤ 结果就是情绪和行为就变得紊乱，成绩大失水准。

考场上出现意外状态，就会影响考生的心态，这时考生就需要稳住心态，确保发挥出自己的真实水平。具体来说，给考生这样几个建议。

（1）**放下输赢才会赢**。在竞赛和考试之前，我们都会希望自己能够赢，这样的想法非常正常。但有些学生会被对成功的渴望和对失败的担心压倒，这就需要进行调整了。具体来说，我们不要赋予考试太多的意义，把它看得淡一些，尽量把它看成一次寻常的考试或测验。例如，你可以把高考看成对自己一年学习水平的检测，通过考试看看自己到底掌握了多少知识等。放下名利心，你反而会有好表现。

（2）**只想答题，不想结果**。一边做题一边计算分数和考虑竞争对手，这样的状态不会让自己有一个完美的表现。别人用100%的精力做题，你却用一部分的精力去想结果，用到做题的精力可能只有70%。这样比较的结果，你自然是输了。做题时专注于做题，不要去想最后的结果。只有能够在输赢面前超脱，而且在比赛中不管领先还是落后都积极进取的人，才最终有可能成为赢家。邓亚萍说，任何时候她永远只想："如何打好下一个球。"刘翔说："每过一个栏就很兴奋，接着就想下一个栏。"

（3）**分数是挣来的，不是丢掉的**。减法思维是一个从充满希望开始，因现实情况不理想而不断减去希望，最后只剩下绝望的过程。加法思维是从最差开始，不断根据现实表现而增加希望的过程。在加法思维里面，没有最好，只有更好，永远追求上进。我们要用加法思维来看考试分数，考试不是因为有题目不会做而丢分的，而是因为有题目会做而得分的。减法思维的起点是满分100分，而加法思维的起点是0分。事实上，你拿到试卷时的确是0分，只有你做题以后才能得分，你做得越多，正确的越多，你的得分才会越多。当用加法思维时，我们得到的是希望；当用减法思维时，我们得到的是失望。

（4）**遇到问题积极暗示**。考试做题不会一帆风顺，一定会遇到这样那样不如意的问题，这个时候，自我暗示对于你保持好心态就至关重要。一般发挥失常的同学都是用消极的自我暗示，有人遇到问题时说："完了，完了，他做得比我好，我没戏了！"这样的话会让人丧失斗志，因此应避免这样的暗示。我们要用积极的言语来暗示自己。例如，遇到自己有新的题型不会做的时候，就暗示自己说："我没有见过这种题，不会做，其他人可能也没有见过这种题，同样也不会做。"当遇到一些简单的题，自己没有思路的时候，就暗示自己说："我能行，再从其他角度思考就一定能行！"

考完一科还有下一科：忘掉过去，开创未来

英国前首相大卫·劳合·乔治有一个习惯——随手关上身后的门。有一天，乔治和朋友在院子里散步，他们每经过一扇门，乔治总是随手把门关上。"你有必要把这些门关上吗？"朋友很是纳闷。"喔，当然有这个必要。"乔治微笑着对朋友说："我这一生都在关我身后的门。你知道，这是必须做的事。当你关门时，也将过去的一切留在后面，不管是美好的成就，还是让人懊恼的失误，然后，你才可以重新开始。"

当我们前面考试失利的时候，最需要的就是调节心理，以最好的状态进入下一场考试，直到全部考试结束。这个时候该怎么想、怎么做呢？

（1）**停止纠缠在过去之中**。关于如何对待我们的过去，乔治首相随手关上身后的门这个习惯可以给我们启发。我们需要总结昨天的失误，但不要对过去的失误和不愉快耿耿于怀，伤感也罢，悔恨也罢，都不能改变过去。除了过去，我们还有现在和未来。

（2）**你还有机会赢得胜利**。先问读者一个问题：在一场五局三胜制的乒乓球比赛中，赢得第几局就赢得了最终的胜利呢？相信你看了太多的体育比赛，从这些体育比赛的最终输赢中，你已经知道了正确答案是：赢得第五局。这是因为，即使你赢得前四局中的任何一局，都不代表你获得了胜利，因为你需要赢得三局比赛。如果打到第五局，就意味着前面四局是2：2，你只需要拿下第五局即可。大家可以看到：输掉前面的比赛是可以接受的，你还有机会赢回来。大家也看到在绝大多数比赛中，最终胜利者也会被失利者赢取一两局。从这里，我们得到一个启示：输一局不要紧，我们还有赢回来的机会，关键是不能接着输下去。我们只需要抓紧时间调整状态，把未来的比赛打好就可以了。考试也是这样，几乎没有人能够让所有科目都发挥良好，这科那科出点纰漏都是很正常的。关键是我们要像比赛那样，调整状态，不放弃，有信心，准备好后面的比赛。

（3）**抓住现在，赢得未来**。有一科没有发挥好，并不意味着自己就失败了。我们要抓好现在，把全部精力都用在下场考试科目的准备上面，努力让下科考试发挥正常甚至超常，这样的话下局的胜利就能为你全局的胜利奠定坚实的基础。

（4）**只要坚持到最后什么都有可能**。不管中间出现什么情况，我们自己不能放弃，不能认输，我们一定要坚持到最后 1 分钟，要参加完全部考试科目。只要你参加完全部考试，说不定你还能有一个不错的成绩，也许有意外的惊喜等着你。但如果你放弃了，神仙都没有办法救你。相信自己，坚持到底！

第 **6** 章
夫妻关系问题

6.1 夫妻关系问题的表现与诊断

夫妻关系问题是心理咨询的热门主题，有些已婚人士因为婚姻关系感到非常痛苦，前来寻找心理咨询师的帮助。有些人在婚姻关系中伤痕累累，对婚姻感到非常绝望，有一种要逃离围城的想法，一部分甚至为此不惜离婚。有些人虽然想离婚，但限于现实原因维持着婚姻关系，夫妻二人的互动常常充满冲突。家庭暴力、无性婚姻、冷战、相互指责、互相不搭理、离家出走等情况在一些家庭经常出现，有的婚姻甚至出现了婚外情等情况。

夫妻关系问题是由夫妻双方间的分歧开始的，如果双方不能妥善处理这些分歧，就可能导致夫妻产生矛盾。如果夫妻一方在处理分歧过程中不尊重对方的想法和感受，自作主张做出攸关家庭和配偶的决策，即一方强势另一方非常弱势，就会危及夫妻关系，使得婚姻走向破灭。另外，原本相互关怀和扶持的夫妻关系，如果缺少了关怀，各顾各的，夫妻关系也就名存实亡了。

6.1.1 分歧既是夫妻问题的起点也是夫妻关系问题的表现之一

夫妻双方由于性别、籍贯、宗教、种族、文化水平、生活习惯、原生家庭等诸多方面的原因，可能会对许多事物和问题的看法存在分歧，有些时候，这些分歧是严重对立的。引发夫妻分歧对立的事情非常广泛，如家务分工、孩子养育、生活消费、双方原生家庭关系、社交关系、对方生活习惯等。

这个个案中的夫妻有个儿子，儿子上二年级，写作业时非常慢。如果没有人督促，他写两个字就会停一下，翻一下文具盒、玩一会儿橡皮擦，十分钟还写不完一行字。每个周末，孩子都是拖到星期天下午才把作业写完。让丈夫反感的是，妻子喜欢拿别人家的孩子来比较："你看你们班的谁谁写作业多快，你怎么这么磨蹭！"其实要想让儿子写作业不拖拉也行，只要有人坐在旁边看着就行。但这样会招来妻子的反对："这样下去，他会养成习惯，以后谁能坐在他身边天天看着他，让他自己写！"

刚才，妻子还发狠："明天他写作业要再这么磨蹭，就把他打一顿！"

儿子基本上没有挨过打，平时做错事都只是被教训几句。在妻子身边的亲戚朋友中，好几个孩子小时候不听话都挨过父母打。

丈夫认为，那些挨打的小孩长大后学习成绩不会好，甚至会非常差，压根不相信靠武力就能解决孩子学习中的问题。对于儿子写作业拖拉的问题，他的意见是要么看着他，要么想其他办法，光靠打他是解决不了问题的。可妻子也坚持自己的观点，小孩不听话的时候揍一顿就好了。现在他们谁也说服不了对方，就吵了一架。

上面这个案例就是因为教育孩子的问题而引发了夫妻之间的矛盾。夫妻双方由于成长经历不同、所受教育不同，对于如何教育孩子有着不同的观点和看法。当两个人的意见和想法不一致的时候，夫妻一方通常会希望另一方放弃其想法听从自己的想法，于是争论，试图说服对方，最终结果经常是谁也没有说服谁：有些人为了避免冲突，选择忍让与退缩，就不再坚持自己的意见；有些人为了避免被认为自己是错的，反而更加坚持；有些人就选择各行其是，不妥协不合作。

在教育孩子的问题上，如果妻子过于坚持自己的想法，丈夫可能为了照顾妻子的情绪，避免与妻子产生分歧而配合妻子，这样做就是选择了妥协；如果妻子坚持自己的想法，而丈夫也坚持自己的想法，两个人不可调和，这个时候夫妻双方常常是各自按照自己的方法来。妻子管孩子写作业时会选择打孩子，而丈夫管孩子写作业的时候就选择陪伴在他身边。还有一种比较极端的情况，就是配偶在教育孩子的时候去阻止或干涉，试图贯彻自己的意志。例如，妻子因为孩子不好好写作业要打孩子，丈夫这个时候去阻拦；或者丈夫陪孩子写作业的时候，妻子过去指责丈夫等。

6.1.2　配偶过于强势是夫妻关系裂解的前兆

夫妻关系原本是平等的，但由于传统文化、双方社会经济地位、原生家庭和性格等方面的原因，很多夫妻在家庭中的地位并不平等，有的男性有大男子主义，有的女性过于强势。家庭中有许多问题需要双方协商做出决定，但有时夫妻中的一方会自作主张，不聆听对方的想法，认为对方没有能力，不能做出正确的决定。

王先生认为自己妻子很强势，结婚十年以来自己从来没有一件事能够做主。家里的事情，无论大事小事，都是妻子说了算，一旦不按照妻子的意思去办，就会导致争吵。自己和妻子开了一家小店，如果没有按照妻子的意思去送货或者守店，饭都不让吃。而妻子掌管着家里的财政大权，平时一分钱都不给他。王先生说自己"过得太累了"。

而王先生的妻子则认为，如果不是她那么强势，这个家早就垮掉了。作为男人，王先生缺少担当，这些年来，这个店子一直是自己辛辛苦苦在打理。丈夫为人懒惰，很多事情都是不催不做、能拖就拖。她看着也是着急上火，就只能吵架。丈夫除了懒惰之外，还有一个恶习就是酷爱打麻将，经常打到凌晨四五点才回家。自己不给他钱也是因为这个原因，钱给多了，打得更大，输得更惨。

妻子说，自己虽然不给丈夫钱，但是她每月都会给丈夫的孩子一千多的生活费。因为自己和丈夫都是二婚，各自有自己的孩子。如果自己是不讲道理、没有情义的人，就不会那么对待丈夫的孩子。之所以强势，那是因为丈夫自身的问题，自己也没有办法。

丈夫一直游手好闲，又十分多疑，有时还会动手打她，有过几次家暴的劣迹，自己也实在是累了，不想再和王先生一起过。王先生说，因为自己长期处于压抑的精神状态，感觉妻子对自己已经没有感情，因此才会产生猜疑。他觉得妻子瞧不起自己，自己也过得太累，已经没有继续过下去的必要了。

电视栏目和网络上经常都有这类夫妻关系问题的讨论，上述故事中的丈夫对妻子的强势感到不满意，觉得自己在家庭中没有地位，在妻子的指使下做事，花钱也得要向妻子要；反过来，妻子也认为丈夫身上有许多的毛病和问题，到头来，双方对夫妻关系和婚姻都不满意，最终走向了离婚的结局。

夫妻之间的分歧原本可以通过协商、妥协等方式来解决，但假如一方认为自己是正确的或能力强，对方是错误的或者能力不行，就会自作主张按照自己的意愿行事，强制对方放弃自己的想法，否认对方的感受，以领导对待下属的方式对待自己的配偶。

大家需要知道，缺少尊重的关系不是健康的夫妻关系。大家需要明白，没有人生来就一定要听从谁。有些人只是性格懦弱，有些人是因为社会经济地位低等原因选择了忍让，但这只是口服心不服，如果外部有机会，婚外情和离婚就不可避免了，虽然有的人一辈子也没有机会逃离这段婚姻。

6.1.3 夫妻关怀缺乏是夫妻关系问题的典型表现

人的一生一般会从亲子关系走向亲密关系。个体初来人世间时，依靠母亲和父亲的爱得以长大成人，父母与孩子的亲子关系是个体长大成人的基础，从个体与其父母关系的角度说，心理学专家通常把这样的关系称为依恋关系。随着个体的成长，他们便慢慢与父母分离，成为独立的成年人，开始寻找生命的伴侣，开始恋爱、结婚，与配偶携手共度余生。恋爱关系和婚姻关系通常被称为亲密关系，这个词表达的意思是这种关系是非常亲密的，是需要相互关心、相互关爱、相互扶持和相互成就的。

我与老公是大学认识的，毕业后就住在了一起，去年结婚，算起来在一起已经5年了。

其实我与老公的性格一直不太融洽，他做事很慢，我很急，家里的事情基本上都是我做主。我老公天生不是浪漫的人，这么多年从未主动送过我什么礼物，我想要什么东西一般都是自己买。

有时候我真的觉得很累，觉得还不如自己一个人过。

但是我老公对我也还不错，他脾气很好，从没跟我发过火。我不舒服的时候也会主动照顾我，会给我做饭，有时候我也觉得自己很依赖他、很爱他。

最近我发现更严重的问题，那就是我们之间没什么共同的话题。我因为工作关系经常要出差，出差在外会跟老公聊微信，老公常常就是回一两句不咸不淡的话，偶尔打个电话也是说了短短几句就挂掉。

今天我自己一个人在酒店，连个说话的人都没有，就给老公打了个电话，原本就是想跟他说说话，但是当老公问我有什么事的时候，我突然什么都不想说了，我也不知道我有什么事……真的什么都不想说了。然后我说没什么事，然后……我们就真的挂了电话。

上面这位妻子对丈夫的抱怨，主要源自内心的诉求，希望丈夫能够买礼物送给她，需要丈夫的关怀。对于这段婚姻，虽然是自己做主，这也意味着自己需要承担责任和操更多的心，这些都让她对婚姻心生绝望。但最让她感到失望的是自己与丈夫没有共同话题，两个人在一起没什么可说的。妻子与丈夫互动，她需要的是那种心贴心的感觉，这个愿望没有得到满足。

夫妻关系中这种缺乏相互关怀的情况比较常见，夫妻之间没有什么可说的，各玩各的手机或者游戏，各看各的电视，各花各的钱，比较极端的就是无性婚姻，连夫妻生活都省了。一段缺乏相互关怀的夫妻关系还剩下什么？就只剩下合作过日子了。

6.2 夫妻关系问题的 CBT 解释

6.2.1 夫妻间负性行为循环

夫妻整合行为疗法（Integrative Behavioral Couple Therapy, IBCT）是由安德鲁·克里斯坦森（Andrew Christensen）和内尔·雅各布森（Neil Jacobson）提出的，它是一套以行为主义理论为基础的婚姻辅导方法。它强调分析夫妻互动的行为，以及这些行为是如何引发夫妻冲突的，这些冲突又是如何被对方的反应所强化，并最终导致严重的夫妻关系问题，甚至使婚姻走向破裂的。

夫妻整合行为疗法描述了夫妻关系紧张的过程。人们带着对婚姻的美好期待和想象走进婚姻，事实上有很多因素都会破坏这一想象。

（1）**随着时间的推移，夫妻双方相互给予的东西会越来越少**，也就是我们前面所述的夫妻关怀行为就越来越少，对于恋爱期间的浪漫行为，有些因为双方结婚后生活在一起而消失了。例如，过去两个人为了见面在外面喝咖啡、共进晚餐等，现在因为两个人天天生活在一起而没有必要了；过去为了让彼此惊喜和高兴花钱购买礼物，现在则是因为钱成了夫妻共同财产，有些人就觉得没有必要买了；以前为了约会时给对方好印象而打扮自己，而现在整天在一起看到对方真实的样子，也觉得没啥必要打扮了。

（2）**结婚生活在一起，夫妻互动的范围就非常宽泛**，有关家庭生活的一切、双方的生活习惯、双方的家庭、双方的社交关系、双方的健康状况、双方的职业发展等都是新课题，其中的一些方面必然存在分歧，对这些分歧的处理方式就成为夫妻矛盾的来源。对于婚姻，有一个通俗的说法是"婚姻就是由我变成我们的过程"。这句话说明婚姻实际上是让两个独立的个体通过结婚成为紧密联结的配偶的过程。在这个过程中，夫妻双方就需要处理他们之间的分歧。夫妻的任何一方都希望把"我的想法和做法"变成"我们的想法和做法"，也就是让对方接受自己的想法和做法。很显然这个想法并不切合实际，每个人都是独立的个体，不可能完全接受对方的想法和看法。例如，家务谁做、孩子谁来照顾、要不要生第二胎、春节应该回谁的父母家等问题，夫妻双方就非常有可能产生分歧，也不太容易说服对方认同自己的想法和做法。

（3）对分歧的不当处理方式塑造的夫妻关系问题。当对方没有顺从自己的心愿，没有按照自己的想法去做的时候，丈夫（或妻子）就可以撤回对配偶的支持或关怀，对配偶变得冷淡或者漠不关心，因为对方的行为让自己失望，自己就不想搭理对方了。例如，妻子想要生二胎，但丈夫却不同意，觉得抚养孩子负担重；回过头来丈夫要想考研或考博提升自己，妻子就可能以家庭经济负担重为由拒绝支持丈夫的想法了。如果丈夫一意孤行要考研考博的话，妻子就会漠视对方在备考时的努力。如果夫妻间因为对方没有按照自己的意愿行事，为了报复或者心生失望而撤回对配偶的支持，夫妻的相互关怀和支持就会越来越少，夫妻之间的关系就越来越冷淡了。

有的人不愿意接受配偶拒绝自己，就采取强迫性手段逼迫对方"屈服"，常见的方式有又哭又闹、羞辱配偶、冷脸相对不说话、不给配偶零花钱、不让配偶进门、不让配偶上床睡觉、离家出走，甚至使用家庭暴力。一旦配偶"屈服"，按照自己的意愿行事，他们认为这个问题（或者分歧）就得到了解决。

但这种解决分歧的方式带来的后果是什么呢？从行为主义的观点来看，一方采取逼迫行为，而另一方回以屈服行为，屈服行为的结果是对方如愿以偿，这就意味着屈服行为强化了对方的逼迫行为，这让对方知道，只有逼迫行为才能达到自己的目的，让对方接受自己的主张。这就意味着对方未来会更愿意通过采取逼迫的方式来达到自己的目的，特别是当夫妻双方存在分歧的时候。反过来，对于采取屈服行为的这一方，在屈服之前，对方的逼迫行为让自己非常难受，屈服之后对方的逼迫行为消失了，自己也就不难受了。这让屈服者学到一个经验，那就是屈服行为是应对对方逼迫行为的最好办法。如此一来，一旦遇到夫妻分歧，一方就采取逼迫行为让配偶顺从，而另一方就采取屈服行为以回应对方，表面上夫妻之间的分歧消除了，但夫妻之间的平等关系被扭曲了，夫妻关系问题变得更加严重。

我们可以看到，夫妻间关怀行为的减少和对配偶的支持行为的撤销，都意味着增加夫妻关系的正性行为减少；而夫妻间的逼迫行为和屈服行为频繁被用来解决夫妻冲突，这意味着夫妻间的负性行为增多。夫妻间的正性行为减少和负性行为增多，影响并恶化了夫妻关系，这就是夫妻整合行为疗法对于夫妻关系问题的观点。

6.2.2 夫妻互动中的认知因素

根据认知行为疗法的观点，夫妻之间减少正性行为或者使用负性行为来应对分歧和矛盾，主要原因还是源自夫妻对配偶言行的认知解读，对婚姻或夫妻关系的期待，以及怎样维护夫妻关系的策略或方式等认知因素。

唐纳德·鲍卡姆（Donald H. Baucom）和诺曼·爱泼斯坦（Norman Epstein）提出的认知行为婚姻疗法（Cognitive-Behavioral Martial Therapy，CBMT），就是把认知纳入行为疗法的婚姻治疗之中，形成一个包括认知、行为和情绪（情感）在内的夫妻关系咨询方法。这个疗法认为，婚姻问题中至少有五种认知因素：选择性注意、归因、期望、假定、标准。

★ **选择性注意**：对婚姻或夫妻关系的满意度，取决于你看到婚姻中的哪一个方面，是美好、和谐和相互关怀的一面，还是分歧、矛盾、对抗和冲突的一面。对夫妻关系不满意的人，往往更多的是看到婚姻中分歧、矛盾和对抗冲突的一面，而忽略了和谐与相互关怀的一面。你也许认为，这些美好和谐的一面是理所当然和应该的，你们的问题就是对方没有按照你的意愿去想和行事。如果是这样，你对夫妻关系就觉得非常不满意。前面的个案中王先生受不了妻子的强势要离婚，但他并没有意识到妻子每个月给自己的孩子生活费的事实。

你需要知道夫妻关系中没有什么事是理所当然的，如果能够把对方的关怀看在眼里，你对婚姻关系就会多一分满意，夫妻关系就会变好。一旦把注意力聚焦在令自己感到不满意的方面，你就会对夫妻关系或婚姻感到失望，就可能做出恶化夫妻关系的行为——关怀行为减少和逼迫行为增加。

★ **归因**：夫妻生活中出现一些双方不期望的事情，例如，孩子放学了没有人去接孩子回家，是谁造成这样的局面？这个时候夫妻双方都需要对造成这件事情的原因进行解释，这就是归因。对于婚姻中的事情，我们往往往会从配偶身上而不是从自身或者客观方面找原因，这样一来就会指责配偶，给对方贴上负面的标签，如指责对方不为家付出、是个没有责任心的人等。如果配偶受到指责，就很可能导致对方回应相同的指责，如妻子怪丈夫没有去接孩子回家，丈夫怪妻子没有告诉他需要接孩子回家。夫妻之间相互指责，导致夫妻双方心情糟糕，不利于夫妻关系和感情的维护。夫妻之间的相互指责或者自责是源于对事情如何归因这个认知因素。

★ **期望**：期望就是对夫妻关系或者婚姻未来发展的预期或愿望。童话故事中王子和公主走到一起，从此过上了幸福美好的生活，许多新婚夫妻都会设想两个人生活在一起从此幸福美满，可没想到现实生活中还有许许多多具体问题，生活并不像童话般美好，就会对夫妻关系感到失望、心灰意冷。在生活中，我们会发现不被父母祝福的婚姻往往没有好结局。究其原因，有些年轻人为了爱情不顾父母反对，一心一意要嫁给意中人，自然就对婚姻关系有着更高的期望，因为她（或他）把从父母那里失去的亲情叠加到了爱情上，另外，违背父母意愿，往往在生活中就少了来自父母的支持，婚姻生活中遇到问题有时候就难以跨越。他们原来那点要永远在一起的激情终究敌不过残酷的现实和期望的落差。此外，如果夫妻一方预期夫妻关系不会改善，对婚姻关系绝望，也会降低通过心理咨询改善的可能性。

★ **假定与标准**：假定是指夫妻各自对理想夫妻关系和婚姻生活的想法和观念。例如，"女人是用来爱的""男人是需要尊重的"等。标准是对假定的具体化，它是用来评价夫妻关系和夫妻之间行为是否合乎假定的判断指标。例如，一位先生对其妻子不打理家务很气愤，他认为"如果一个女人重视家庭，就应该把家里收拾妥当"，他的这种想法就是一个假定，变换形式就成为检验妻子是否合格的标准之一——"女人应该把家收拾好"。又例如，一位妻子因为丈夫周末邀请朋友来家看足球、没有商量就给自己买了一部新手机而感到非常气愤。咨询师探寻她为什么会感到气愤，她说，丈夫不和她商量就把朋友邀请到家以及自行决定买手机的行为，让她觉得自己在丈夫心中并不重要。她对夫妻关系的假定就是"好的夫妻关系就应当是平等协商、共同决策"。在这样的假定之下，夫妻关系转变成"丈夫应该与我协商我们之间的所有事情"这样的标准。如今，丈夫没有经过妻子的同意就做出这样的行为，明显违背了妻子关于夫妻关系的假定和相应的评价标准。

6.2.3　夫妻自身的认知信念

克里斯坦森和雅各布森的夫妻整合行为疗法指出，夫妻之间互动过程中相互的负性行为恶化了夫妻关系，导致夫妻关系问题。夫妻相互关怀行为减少，对配偶冷淡，甚至是制裁、报复配偶这些方式通常会招致对方同等甚至更为激烈的反应，如此一来，冤冤相报，夫妻之间的恩爱之情也就被折腾得所剩无几了。

从认知行为疗法的观点来看，夫妻之间各自的行为反应都是由其认知决定的，夫妻双方怎么看待彼此的言行，夫妻各自对婚姻关系有什么期望和标准，决定了如何对待彼此、如何做出行为反应。换句话说，夫妻的行为反应只是表面现象，夫妻各自的认知才是隐藏在夫妻行为下面的真相。

鲍卡姆和爱泼斯坦提出的认知—行为婚姻疗法指出了五个认知因素，它们分别是选择性注意、归因、期望、假定和标准，初步阐释了认知在夫妻行为中的作用。但这个理论有些不足：①它并没有说明这五个认知因素之间的关系；②它也没有说明夫妻双方为什么会有这样的期望、假定和规则等不同的认知观念。

在前两个理论的基础上，我们应用贝克认知疗法 T 字模型（见图 6-1）对认知信念的层级和关系做一个补充和完善。夫妻之间（这里我们暂用 A

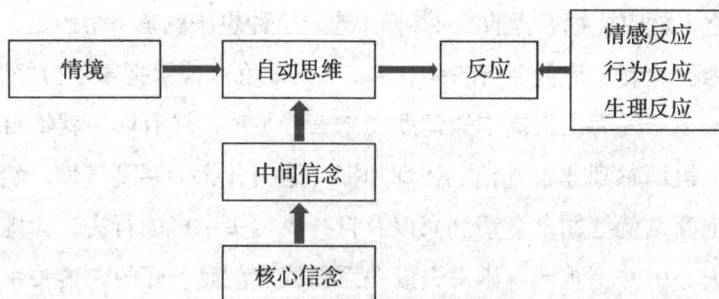

图 6-1　贝克认知疗法 T 字模型

方和 B 方来指代双方）的相互的行为互动在这个模型中应当视为情境和行为。A 方做出某个言行后，这个言行对 B 方来讲就是情境，B 方经认知解读（即自动思维）后做出某个言行反应，这个反应对 B 方来说是反应（行为反应），但对于 A 方而言就是情境了，A 方同样需要对此进行认知解读，然后再做出反应。

克里斯坦森和雅各布森的夫妻整合行为疗法描述的就是夫妻双方相互反应的过程，本质上属于自动思维阶段的"情境—反应"的过程。另外，鲍卡姆和爱泼斯坦提出的认知—行为婚姻疗法的选择性注意、归因和期望等认知因素，同样属于自动思维阶段，它描述了自动思维阶段的认知内容和认知方式。

期望是对婚姻未来前景的具体想法，是个体对婚姻的具体认知内容，属于自动思维内容。选择性注意和归因是两种典型的认知歪曲方式，选择性注意讲述的就是选择负面关注认知方式，有这种认知方式的个体，容易看到生活中发生的不好的事情或不好的方面，他们不仅在夫妻关系中如此，在工作和生活中也是这样。归因在认知歪曲中具体包含内归因和外归因两种认知方式，有着外归因认知方式的个体，往往会把错误或问题归因于他人；而有着内归因方式的个体，往往会把错误或问题归因于自己。

认知—行为婚姻疗法中的"假定"和"标准"属于中间信念阶段，它解释了个体对于夫妻关系和婚姻生活的期待以及检验夫妻关系和婚姻生活是否合乎预期的标准。个体对于婚姻的绝望、对夫妻关系的不满、对家庭生活的挑剔等，这些都与个体的"假定"和"标准"直接相关。这是因为，夫妻互动或家庭生活中的点点滴滴与自己对夫妻关系和婚姻生活的预期吻合与否，就决定了个体对其配偶言行表现的认知解读（即自动思维），也就影响了个体对其配偶的行为反应了。

贝克认知疗法 T 字模型最重要的贡献在于，它揭示了个体的有关夫妻关系和婚姻生活的"假定"和"标准"是从哪里来的，为什么夫妻双方的假定和标准是不同的，不同夫妻的假定和标准也是不同的。T 字模型告诉我们，中间信念实际上是由核心信念决定的。个体在童年时期形成关于自我、他人和世界的核心信念，然后在成长过程中巩固或修正核心信念。对于有着负性核心信念的个体来说，他们需要发展出一套补偿策略来遮掩自己的负性核心信念。

不同的个体有着不同的核心信念，即使有着相同核心信念的个体也会因为与重要他人互动的差异而形成不同的补偿策略。当个体进入夫妻关系或婚姻生活领域的时候，这些补偿策略就具体化为中间信念。这些中间信念就决定了个体面对配偶言行时的自动思维，促使个体采取某种言行对配偶言行做出回应。个体对配偶的行为是积极正面的还是消极负面的，从根本上来讲是源于其核心信念的。从这个角度来看，夫妻关系问题本质上是由夫妻双方的核心信念决定的。

我们以前面王先生和妻子的夫妻关系为例，说明认知疗法 T 字模型对夫妻关系问题的看法。王先生的妻子显得比较强势，管着丈夫王先生，辛苦打理小店，这些表现都显示她应用的补偿策略是努力策略，她试图努力撑起这个家。王先生的妻子之所以强势，实际上她的核心信念大致是这样的："我是无能的，他人也是无能的。"她认为自己辛辛苦苦打理这个店，在支撑这个家，这就表明她能力有限，需要努力才能支撑这个家，另外丈夫对她家暴也说明了自己的婚姻不幸，丈夫对自己不好，"我是无能的"的核心信念被强化。至于他人（丈夫）也是无能的，我们可以从她对丈夫的描述就可能看出来。她说丈夫为人懒惰、酷爱打麻将、游手好闲。王先生妻子对自己和丈夫的描述揭示了她关于自我和他人的核心信念，主要是为了佐证有关她核心信念的观点，并不是说她的核心信念是从这些经验中形成的。我们在前面已经说明核心信念是在童年时期形成并在成长过程中得以巩固和修改的，一旦形成核心信念，个体就会用这个核心信念来指导或影响对现实生活中的人和事情的认知。

王先生的妻子认为自己是无能的，他人也是无能的，具有这样核心信念的个体，往往会采取努力策略，他们选择了担当，选择了承担责任，他们不仅要求自己努力做好，还会要求他人也要做好。在要求他人做好这方面，表现出来的就是强势，他人必须按照自己的意愿和规则办事，否则就大吵大闹，不依不饶，直到对方屈从为止。

当王先生妻子选择努力策略，她就会在工作、学习、婚姻、人际等各个领域应用这个策略，在婚姻生活或夫妻关系中，这个补偿策略就具体化为中间信念，她的中间信念大致如下："家庭生活不好是很惨的"（态度），"如果我多操心，家就会好；如果放任不管，这个家就完了"（假设），"我应该把家管起来"（规则）。她的努力策略，在婚姻生活中就变成了要把家管起来的规则。当丈夫的想法和做法与妻子不相同的时候，妻子就会应用各种手段来达成她想要的结果：争吵，不让吃饭，控制零花钱等。

6.3 夫妻关系问题的治疗原理

通过对前面认知疗法 T 字模型的分析，我们可以看到夫妻关系问题实际上可以被分为三个层次：第一，是自动思维层面的问题，这个层面主要涉及夫妻之间的互动，夫妻互动时相互的认知和行为反应可能有助于发展夫妻关系，也有可能恶化夫妻关系；第二，是中间信念层面的问题，这个层面主要涉及夫妻双方的补偿策略和中间信念，实际上指夫妻之间的互动方式，例如，王先生妻子的强势、王先生的屈从就是他们之间的互动方式，从婚姻咨询的角度看，只有改善夫妻之间的互动模式，夫妻关系才能得到好的维护；第三，是核心信念层面的问题，决定夫妻双方自动思维和中间信念的是各自的核心信念，如果能够修正双方的核心信念，双方都具有健康的人格，那么就可以夫妻恩爱、和谐美满了。

6.3.1 夫妻互动的认知和行为改变

夫妻关系的好坏是由一次次的夫妻的具体互动所影响的。在夫妻共同生活的过程中，有很多家庭事务需要协调和分担，有许多涉及婚姻家庭的事务需要决策，夫妻二人的感情也需要通过相互的关怀得以维系。在这些家务分担、家庭决策和夫妻关怀的具体情境中，夫妻二人如何看待和如何反应就会对对方产生影响，而对方的看法和做法又反过来影响自己的想法和做法。夫妻之间基于各自的看法（认知）的相互反应（行为）就构成一个循环，不过这个循环是促进夫妻关系的良性循环还是恶性循环就要看夫妻各自的认知和行为反应了。

认知行为疗法的环路模型涉及"情境—认知—情绪—行为"的循环，即情境引发认知、认知产生情绪、情绪驱使行为、行为产生后果（新情境）。由于夫妻之间的互动是相互促进的关系，夫妻一方的行为反应对另一方来讲就是情境（见图6-2）。丈夫对妻子的行为反应，就成为妻子做出反应的情境，妻子会根据自己的愿望和对方的反应做出认知解读，体验到某种情绪，并在情绪驱使下做出行为反应。妻子的行为反应对丈夫来说就是其行为的后果，也就是新的情境，丈夫基于自己的愿望和对妻子行为反应的认知解读，体验到某种情绪，然后再做出行为反应。夫妻双方就是在相互解读对方的反应并做出反应以及回应的过程中完成夫妻互动与交流的。

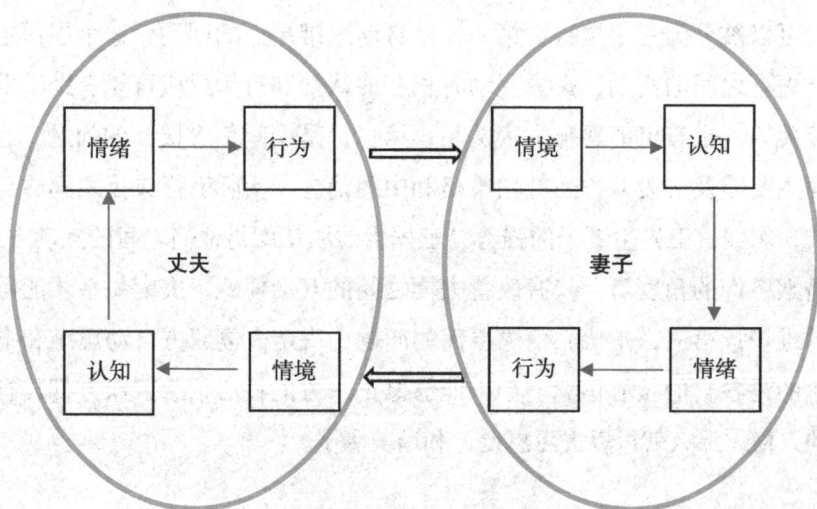

图 6-2　夫妻互动的认知行为环路模型

夫妻整合行为疗法认为，夫妻之间负性的行为反应导致夫妻关系恶化。假如妻子需要丈夫协助，但她发现丈夫并没有协助，于是在丈夫需要协助的时候，她以牙还牙地拒绝协助。或者当夫妻对家庭事务存在分歧的时候，一方强制对方接受自己的主张，就可能导致对方的拒绝或者屈从。这些夫妻之间正性关怀行为减少、负性行为增加，就恶化了夫妻关系。因此，要改善夫妻关系就需要改变夫妻之间互动中的行为反应方式。

从认知行为疗法的观点看，行为是在认知的基础上产生的，要改变夫妻相互的行为反应方式，就需要改变夫妻各自的认知。前面介绍的认知行为婚姻疗法指出，选择性注意和归因等认知方式影响夫妻互动和夫妻对婚姻的满意度。如果配偶把注意力聚焦在夫妻关系中的消极方面，就会对夫妻关系和婚姻质量感到不满意，对夫妻关系的未来感到悲观。在夫妻互动过程中如果使用外归因，就会把夫妻或者婚姻中的问题归因于配偶，引发夫妻相互指责，进而导致恶性循环，使得夫妻关系迅速恶化。

因此，使用认知行为疗法处理夫妻关系问题，首先需要处理的就是夫妻互动中产生矛盾和冲突的情境，修正夫妻二人各自的认知，调整夫妻二人的行为反应方式，把夫妻之间相互拆台、相互指责的恶性循环，改变为相互理解、相互配合、相互支持的良性循环。只有把夫妻之间的恶性循环改变为良性循环，夫妻之间的分歧才会越来越少，矛盾也越来越小，夫妻才能越来越和谐，感情变得越来越好。

6.3.2 夫妻关系的人际模式修正

夫妻都带着各自对于夫妻关系和婚姻生活的期待走进婚姻的殿堂，他们对夫妻关系应该是什么样子和不应该是什么样子、夫妻应该做什么和不应该做什么都有着一定的标准，夫妻各自都对配偶在婚姻生活中扮演什么样的角色有着近乎理想化的安排。

走进婚姻生活后，夫妻都会发现夫妻生活并不是他们期望的样子，配偶也并未按照自己所期望的那样行事，他们总是做出一些与自己不同步、不同调的反应。对于理想与现实的落差、夫妻之间的分歧，夫妻双方都需要采取一定的方式来回应或解决这个问题，使得夫妻关系得以维持下去。

在夫妻关系问题上，有些人坚持"我是对的，你是错的，你应该听从我的"；有些人是托付心态，把自己交给对方，服务对方，服从对方，正所谓"嫁鸡随鸡，嫁狗随狗"；有些人则尽力维持表面和谐，相敬如宾，夫妻之间不吵不闹，从没有红过脸；有些人就是力求打击和斗垮对方，经常批评、嘲笑、贬低对方；有些人是回避、逃避或躲闪来自对方的期望或指责等。正是这些夫妻关系模式导致了夫妻关系问题，有些夫妻的问题表现为直接的冲突，或者是家庭暴力，或者是互相指责攻击，或者是冷战、互不搭理，有些夫妻的问题是表面平静却暗流涌动，夫妻对于这段婚姻感到非常失望和痛苦。

从认知疗法 T 字模型来看，要解决夫妻互动中的认知和行为问题，就需要找到潜藏在这些认知和行为下面的中间信念和核心信念，只有修正夫妻的中间信念和核心信念，他们才能彻底改变对夫妻关系和婚姻生活的期望，改变有损夫妻关系的行为模式。

王先生和妻子的婚姻难以为继的主要原因是他们之间的关系模式存在严重问题。妻子在夫妻关系中很强势，是一个控制者关系模式，在夫妻关系中她希望掌握这个关系，她认为如果自己能够掌握丈夫的一切，这段婚姻就能维系下去，就能得到其他人（亲戚、朋友、邻居）的称赞；王先生在夫妻关系中处于弱势，他的关系模式是逃避者关系模式，在夫妻关系中，他尽量逃避夫妻关系的束缚，逃避家庭的责任，他认为只要闭上眼睛一切问题就都不见了。

在这段关系中，王先生想尽量逃避妻子的掌控，妻子越是希望掌控，他就越想逃避，而他越逃避，妻子就越要掌握。在妻子看来，他的问题就越来越多，到最后就一无是处了；而在王先生看来，妻子"上管天、下管地、中间管空气"，自己无处可逃，只能选择结束夫妻关系了。

如果心理咨询师要修正这对夫妻的关系，就需要处理他们夫妻关系模式背后的中间信念。妻子之所以强势以及想控制丈夫，主要源自她的中间信念。她认为"日子过得不好是很糟糕的，被人瞧不起的"（态度），她以为"只要自己多操心，这个家就会过得好，否则这个家就完了"（假设），基于这样的认知，她就认为"自己应该把家管起来，夫妻同心，其利断金"。而她的丈夫王先生的认知观念显然和她不一样，王先生认为"做不好是很糟糕的事，会被人看扁的"（态度），他觉得"如果不面对问题，自己就没有责任；不去解决问题，就没有做不好的事"（假设），于是他认为"自己应当避免问题和承担责任"。

要想解决王先生夫妇的婚姻问题，让他们的婚姻向好的方向发展，王先生就需要放弃逃避的关系模式，妻子同样需要放弃控制者的关系模式。如果咨询师能够让王先生知道，"自己能够面对问题，也能把事情做好"，让王先生的妻子知道，"自己可以适度相信丈夫，共同努力也能把家搞好"，他们就会逐渐调整各自的夫妻关系模式，让婚姻变得更加和谐。

如果从核心信念的角度来看，王先生采取逃避的关系模式，是因为他的核心信念是"我是无能的，他人是全能的"，他认为自己无能，而他人（在这里就是妻子）是全能的，他不想在巨人面前反衬自己的渺小，于是选择了逃避；王先生的妻子采取控制者的关系模式，其核心信念是"我是无能的，他人也是无能的"，她认为自己无能，他人（在这里就是丈夫）也是无能的，因此需要有人挺身而出，勉力担当支撑整个家庭。心理咨询师需要让夫妻双方都认识到，"人人都是有能力的，既不是无能的，也不是全能的，人和人之间的能力有大与小的区别，但绝不是有与无的分别"。妻子如果能够相信夫妻二人都有能力，只是有大有小，就会相信丈夫，让丈夫独自承担一些家庭分工和职责；丈夫如果能够相信人人都是有能力的，就愿意发挥自己的能力，为婚姻和家庭贡献自己的力量，就不会再逃避了。

6.4 夫妻关系问题的咨询方案

夫妻关系问题的咨询通常是以夫妻双方为对象来展开心理咨询的，如果是丈夫或妻子单独来寻求咨询，情况就会有所不同。从心理咨询的角度来讲，如果夫妻双方同时前来咨询，心理咨询师就可以同时对丈夫和妻子的认知与行为进行干预，夫妻双方同时改变，会加速夫妻关系的好转。如果是丈夫或妻子单独来咨询，就意味着心理咨询师只能对夫妻一方进行干预而无法对其配偶进行干预，无疑会使夫妻关系的改善需要更多的时间。

如果从心理咨询的难度来说，心理咨询师对夫妻双方同时展开心理咨询，相比只对夫妻一方进行心理咨询难度要高得多。这是因为同时对夫妻展开咨询，需要咨询师对夫妻双方都进行共情式理解，需要协调和掌握夫妻之间的冲突和矛盾，特别是对在咨询室内发生激烈冲突的处理等。对于一些咨询师来说，容易对夫妻一方产生共情理解，但对另一方存在偏见，这种偏袒一方的立场就使得咨询无法继续下去。有些时候为了使得夫妻关系问题咨询比较平衡，可以有一男一女两名咨询师同时对夫妻双方展开咨询。

我们下面给大家介绍的咨询目标和咨询计划是以夫妻双方同时为咨询对象而设计的。如果是夫妻一方单独前来寻求解决夫妻关系的问题，可以参考这个计划来安排。不过夫妻双方和单独一方前来咨询就咨询目标来说有一个最大的区别：夫妻双方共同来咨询的目的是改善夫妻关系及维护婚姻和家庭，而夫妻单独一方前来咨询，并不意味着对方是以维护这段婚姻为目标的，也许是寻找下一站的幸福。

6.4.1　夫妻关系问题的咨询目标

认知行为疗法对于夫妻关系问题，主要是干预夫妻活动中的认知和行为，恰当处理夫妻之间的分歧和矛盾，改善夫妻关系，避免夫妻关系恶化，维护正常的家庭功能。咨询过程主要是培养夫妻之间正确的关怀行为，增进夫妻之间的感情，帮助夫妻修正处理夫妻关系的模式，使得夫妻关系更加和谐，提升彼此对于夫妻关系和婚姻的满意度。具体来说，夫妻关系问题的咨询目标如下：

- 缓解夫妻之间的矛盾冲突，改善夫妻关系；
- 维护婚姻关系，提升婚姻的满意度；
- 维护正常的夫妻关系和家庭功能，如家庭事务分工、家庭决策和夫妻关怀等；
- 增强夫妻关怀的行为，增进夫妻感情；
- 改善夫妻分歧的处理方式，学习沟通和谈判解决分歧；
- 调整夫妻对于夫妻关系和婚姻生活的期望，适当自我照顾；
- 修正夫妻双方的关系模式，修正夫妻双方的中间信念；
- 增加夫妻理解自我和配偶的核心信念；
- 修正夫妻双方的核心信念，发展健康人格。

6.4.2　夫妻关系问题的咨询计划

夫妻关系问题以夫妻共同面对并参与心理咨询为佳，尽管夫妻关系问题严重程度不同，有些夫妻关系已接近解体的边缘，但只要双方还愿意尝试挽留这段婚姻、愿意修复夫妻关系，就可以按照下面的计划开展夫妻关系和婚姻问题的咨询。下面的咨询计划以小节（每小节包含 2 ~ 4 次会谈）为单位规划咨询的进程。

第 1 小节：评估会谈和心理教育

夫妻关系问题咨询从了解夫妻之间存在哪些问题开始，了解婚姻关系发展史，从恋爱到婚姻的发展过程，了解夫妻各自的期望和诉求，确定咨询的共同目标，进行心理教育。

夫妻关系评估：了解夫妻之间存在哪些问题；造成夫妻之间矛盾和冲突的方面；夫妻二人对婚姻问题的各自认知；夫妻的互动沟通模式；维系夫妻关系的有利因素是哪些，哪些因素使得他们各自愿意维系这段婚姻；了解夫妻双方的婚史，二人从恋爱到结婚、从结婚初期到现在的亲密关系的发展历程中有哪些阶段和重大生活事件，如果夫妻双方或一方有过婚史应当了解这方面的经历和认知。夫妻关系的评估有三种途径：① 是格式化的心理测评问卷，如"夫妻观察细目表""关系归因问卷""关系信任调查细则"；② 咨询会谈，通过对夫妻双方的直接询问来了解相关情况；③ 交流观察，观察夫妻双方在咨询室与咨询师会谈过程中的互动情况。

明确咨询目标：夫妻双方前来咨询，一般情况是一方对维护夫妻关系和解决婚姻问题的意愿比较强烈，而另一方比较不感兴趣和求助动机比较弱，如果不能激发双方咨询的求助动机，投入精力和时间参与咨询会谈，夫妻关系咨询就难以取得良好效果。在夫妻关系咨询中，常常出现这样的情况：最初是夫妻双方前来咨询，到后来变成夫妻一方前来咨询，而另一方则不再咨询了。造成这种情况的原因，就是夫妻双方在咨询目标上没有取得共识，或者说当下确定的咨询目标没有照顾到某方的需要，这样就导致其不愿意配合了。咨询师在确定咨询目标的时候，要让夫妻双方充分讨论，求同存异，确定一个大家都愿意达成的目标，也许这个目标比较小。

心理教育：心理咨询师需要让夫妻双方明白：① 当前的问题是夫妻需要共同面

对的问题，并不是某个人的问题，避免夫妻问题的责任归因；② 理解夫妻存在分歧的必然性，可以从性别、成长经历、所受教育、原生家庭的角度来加以说明；③ 解释双方各自的认知、情绪和行为反应的相互作用是夫妻之间问题存在的原因；④ 认知行为疗法需要调整双方的认知、情绪体验和行为反应，以促成夫妻双方的良性互动，改善夫妻关系；⑤ 夫妻之间没有对错，只有爱与不爱的问题。夫妻双方都不要探究对方的看法、感受和行为是否是对的，要站在是否爱对方、有多大程度爱对方来理解问题和思考问题，要站在爱的角度而不是真理的角度来处理双方的分歧。

第 2 小节与第 3 小节：夫妻关系建设和问题处理

进入咨询性会谈阶段后，咨询师需要就夫妻目前的焦点问题进行处理，缓解夫妻之间的矛盾冲突，同时设法增进夫妻关怀行为，避免关系恶化的行为，改善夫妻相互之间的感情。

避免关系恶化：为了阻止夫妻关系恶化，心理咨询师要协助夫妻双方处理导致夫妻关系恶化的话题或事务（雷区）及促使夫妻之间产生矛盾的行为方式，鼓励夫妻双方在接下来的夫妻生活中，尽量避免触及雷区的话题，避免促发夫妻矛盾的行为方式。李中莹（2015）[①]建议夫妻双方：① 避免批评抱怨对方，没有人喜欢听批评抱怨的话，与一个总是抱怨的人生活在一起，是一件极不愉快的事情；② 避免嘲笑伴侣，嘲笑对方说我比你好，会使对方因被否定而产生愤怒和报复的动力，恶化夫妻关系；③ 避免喋喋不休，说话的效果不在于说了多少个字，或者重复了多少遍，喋喋不休不会增加谈话效果，只会让对方更不愿意和你沟通；④ 避免盘根问底，配偶不愿意说的，不要逼他说，无论涉及的是什么事，你都要尊重对方的个人空间；⑤ 避免讨价还价，爱给一个人的唯一权利就是为对方做某些事，而真心爱着对方的人都很愿意为对方做事。

增进夫妻关怀：心理咨询师应当协助夫妻双方为重建夫妻关系和增进夫妻感情而有意识地做一些事情，主要策略如下：① 夫妻双方主动做一些关怀配偶的行为，

---

① 李中莹.李中莹亲密关系全面技巧 [M].北京：北京联合出版公司，2015：80-86.

这些行为应当是低成本行为，是可以满足对方需要的、耗时少且耗钱少的行为；② 特殊的日子给予对方特别的爱，例如，每周一次的"关心日"和每月一次的"爱情日"，要求夫妻双方在这些特别的日子里为对方做出满足感更高、价值更大的行为；③ 能识别对方的关怀行为，并能予以积极反馈、称赞或感恩。

接纳配偶和问题：夫妻间的分歧和矛盾有些最终无法解决，如果采取接纳策略更为明智。心理咨询师可以促进夫妻学习接纳策略，接纳策略包括：① 把配偶和问题分离开来，不要认为是配偶的问题，而是夫妻二人之外的一个问题；② 对配偶有更多的理解和共情，能从配偶的人格和成长经历等角度理解配偶；③ 接纳问题，承认有些问题现在无法得到解决，调整自己的期望，使之更具有现实性；④ 自我照顾，如果不能从配偶那里解决问题，就想办法自己照顾自己。

夫妻问题共同面对：共同面对是解决夫妻关系问题的基础。对于夫妻问题的处理，心理咨询师要协助夫妻改变对夫妻关系问题的认识，要避免把问题归咎于某人、让对方承认错误，并责成对方去改正。咨询师需要让夫妻双方看到，当前的问题是夫妻需要共同面对的问题，不要归咎于谁，不要非得某人认错或改错。心理咨询师要引导夫妻双方从解决问题的角度看待问题，例如，为了改善夫妻关系和解决当前存在的问题，夫妻双方可以做什么努力、可以在哪些方面配合。

夫妻问题的干预：夫妻问题的处理流程与个体心理咨询的处理流程大致相同，都是需要对咨询讨论的议程进行概念化，评估情绪强度和自动思维的相信程度，然后应用认知行为技术来改变认知和行为。夫妻双方的心理咨询与个体心理咨询不同的地方就是，整个咨询过程都涉及夫妻双方而不是一方。当夫妻双方同意把他们之间的某个问题（夫妻之间的具体事件）列入议程讨论，这个时候咨询师需要对夫妻双方分别进行认知概念化，了解夫妻各自对相同事件（情境）的认知、情绪体验和行为反应，要求各自评估情绪和自动思维，然后分别处理夫妻的自动思维和行为。心理咨询师处理夫妻某一方的自动思维时，除了可以应用认知技术协助患者改变认知，还可以邀请配偶进行反馈，澄清配偶的真实想法和意图，这样可以促进夫妻的相互理解。在相互理解和修正自动思维的情况下，心理咨询师可以与双方一起讨论如何调整相互的行为反应方式。

第 4 小节至第 6 小节：信念修正与夫妻关系模式调整

在前面工作的基础上，心理咨询师可以与夫妻双方探讨各自在婚姻生活及夫妻互动中的认知和行为背后的中间信念，辅导夫妻双方根据互动的实际结果提出新的中间信念，并且在新信念的指导下维护和改善夫妻关系，使夫妻关系更加和谐。

识别中间信念：心理咨询师在处理夫妻关系问题的过程中，从夫妻各自的自动思维开始，通过箭头向下技术，应用苏格拉底式提问方法，识别夫妻双方的中间信念。通过这个过程，让夫妻双方看到彼此的中间信念内容是什么，以及双方对夫妻关系、婚姻生活和处理关系模式的理解是什么。

中间信念修正：心理咨询师要分别帮助夫妻修正其中间信念，咨询师应用中间信念阶段的技术帮助夫妻各自矫正原有的中间信念并提出新的中间信念。在这个过程中，心理咨询师在讨论夫妻一方的中间信念时，其配偶可以作为旁观者分享自己的观察结果和观点，在这个过程中配偶要避免指责、指教和评价，要充分尊重对方。夫妻双方都提出新的中间信念后，咨询师就需要在接下来的心理咨询过程中，指导夫妻双方应用新的中间信念去处理他们之间的分歧和矛盾。一旦他们能够应用新的中间信念有效处理他们之间存在的问题，他们对新的中间信念的相信程度就会增加，新中间信念也就变得越发巩固。

核心信念修正：通常情况下，中间信念修正后，夫妻双方建立了良好的关系模式，夫妻双方关系改善后整个咨询就可以结束了。当然，如果夫妻愿意继续咨询，也可以进入核心信念阶段。核心信念阶段的夫妻咨询与个体咨询大致相当，只是咨询师要恰当处理配偶的角色。核心信念修正与中间信念修正一样都是分别进行的，这个时候配偶类似于同班同学，互相帮助，共同成长。

6.5　夫妻关系问题的咨询技术

在心理咨询技术方面，无论是个体咨询还是夫妻咨询都是大致相同的，只是他们应用的背景有所不同。在夫妻关系问题的咨询过程中，他们与心理咨询师有着三角关系，恰当处理咨询关系就成为心理咨询师面临的一个考验。就咨询技术而言，认知行为疗法中那些用在个体咨询中的技术都可以用在夫妻关系问题的咨询中。下面给大家介绍一些处理夫妻关系分歧与矛盾及增进夫妻关系的具体方法。

6.5.1　增进夫妻关系的方法

"爱"是维持夫妻关系最为核心的情感要素，一个没有爱的婚姻，就像暴露在沙漠的木乃伊。怎么知道对方是否"爱"你呢？比较简单的指标就是，对方是否愿意为你做些什么事情，如果对方愿意为你做某些事情，就表示对方是爱你的。从认知行为疗法的角度来看，你爱对方，就意味着需要做一些关怀对方的行为，例如，给对方买生日礼物、说一些关心的话语等。爱不仅对婚姻和夫妻关系很重要，对健康和长寿也重要。美国的汤姆·奥克斯曼（Tom Oxman）博士研究了一群因为心脏病而动手术的病人，他想知道哪些病人开刀后恢复得较快而哪些病人没办法存活。结果他发现，如果患者与周围的人有稳定的爱的关系，同时也有坚定的信仰，那么他们在 6 个月内的死亡率为 3%；如果患者既没有坚定的信仰，也没有稳定的爱的关系，那么他们的死亡率为 21%。

情感账户

改善夫妻关系最直接的方式，就是夫妻双方做出一些关怀对方的行为、一些对方期望或有利于对方的行为。夫妻双方互相做出关怀对方的行为，两个人的感情就会升温，关系就会越来越好。这就像你在银行存钱一样，你每关怀配偶一次，就如同在银行存款，你对配偶关怀越多，你们的感情就越来越好；一旦发生争执、冷战等情形，就像从银行取款，如果这样的消极行为多了，就像银行里的存款被取完了，对方对你的爱就没有了。再多的存款也经不住持续取款，再多的爱也敌不过反复、刻意的伤害。

美国心理学家威拉德·哈利（Willard Harley）提出了"情感账户"这个概念，主要目的在于告知夫妻双方应当相互关怀，用以增进夫妻关系和爱意，不要或者尽可能少做损害夫妻关系和感情的事情。有些人觉得结婚了，就可以随意消耗对方的爱；有些人觉得对方在结婚之前承诺给自己钻石般恒久远的爱情，就可以对配偶为所欲为，殊不知，爱情是经不起考验的，爱情也是可以被挥霍光的。既然夫妻之间有情感账户，我们在发生矛盾和冲突后，就应该注意多存款，以保障存款总额增加而不是减少。

投其所好最重要

美国的盖瑞·查普曼（Gary Chapman）博士写了一本书叫作《爱的五种语言》。他的观察非常有见地，因为每个人爱的语言的确不太一样：第一种语言是精心的时刻，花费一定的时间跟对方在一起；第二种语言是精心的礼物，重点在精心，不在于花多少钱；第三种语言是服务的行动，在对方需要帮忙的时候，尽量主动地提供帮助；第四种语言是身体的接触，很多时候语言表达不出来的，可以经由身体的拥抱让对方感觉到；第五种语言是肯定的言语，就是赞美的话，看到对方的好处就要称赞他，当你想感谢对方的时候可以直接告诉他。

查普曼提出爱的五种语言是希望告诉我们，不同的人所偏爱的东西是不同的，有些人喜欢物质（如礼品），有些人希望得到配偶的肯定和赞美，有些人希望配偶能够陪在身边等。每个人的需求是多方面的，爱的语言也是多种的，但每种需求都会因为满足而发生变化。如果我们要表达对对方的关怀和爱，我们就应该给对方其最希望得到的东西，如果一个东西非常昂贵却不是对方需要的，也达不到我们的目的。我们不能根据自己的喜好向对方表达自己的关怀和爱，例如，有人喜欢豪车，他就在妻子过生日的时候送给她一辆豪车，结果妻子并不喜欢车，车子给妻子后就一直停在车库里，妻子就没有用过一次。这样的关怀，双方都不满意。大家应当明白"己所不欲，勿施于人"，其实"己所欲"也不要随意施于人，得看对方是否需要。

我们如何知晓配偶需要什么呢？我们可以通过对方的喜好和抱怨去了

解，你可以给对方不同种类的爱的语言，测试对方更喜欢哪种爱的语言；当然你也可以去听取对方的抱怨、不满和愤怒、失望等消极情绪，看看这些情绪后面有什么需要没有得到满足，投其所好就很容易表达自己的关怀。从这里你就可以发现，赠送什么东西不重要，重要的有那份心，一份愿意花时间了解对方需要，并且愿意花时间和金钱去满足对方的心意。

特别的关怀给特别的你

培训夫妻去倾听和觉察配偶的需求就显得缓不济急，在心理咨询实践中，通常是心理咨询师直接让夫妻双方表达自己的愿望，并把这些愿望列成清单（见表6-1）。咨询师把夫妻双方的愿望交给对方，让对方知晓彼此的愿望，然后双方可以选择清单上面的个别项目用以表示对对方的关怀和爱。

表6-1　夫妻双方愿望清单

丈夫愿望清单	妻子愿望清单
1. 换一部新手机	1. 问我感觉怎样
2. 陪我看球赛	2. 睡前道晚安
3. 同意外出和朋友一起吃饭	3. 赞我漂亮
4. 给我泡一杯茶	4. 用完厕所冲一下
5. 夸我	5. 上班时候给我打电话
6. 收拾书桌	6. 买一个价值5000元以上的包
7. 熨烫衣服	7. 辅导孩子写作业
8. 买啤酒	8. 清洁房间
9. 叫我起床	9. 家庭旅游
10. 和我一起参加朋友聚会	10. 一起看电影

了解夫妻双方各自的愿望之后，心理咨询师建议双方从对方的清单中选择一项，作为体现对配偶的关怀和改善夫妻关系的措施去实施。具体的实施方面有三个做法。

（1）平日夫妻双方可以从清单中选择一项低成本（耗时少、花钱少）的关怀行为去满足对方的心愿；

（2）每周设置一个"关心日"（固定在每周的某日），夫妻双方选择一个成本稍高一些的关怀行为为对方去做（需要注意不能选择平日的低成本行为）；

（3）每月设置一个"爱情日"（固定在每月的某日），夫妻双方选择一个比每周的关心日成本更高的关怀行为（这个行为不可与低成本行为和关心日行为重复）。

咨询师要求夫妻双方实施相互的关怀行为这项技术时有两个注意事项：① 当对方为自己做出某个关怀行为时，应当予以积极的反馈，称赞对方或谢谢对方；② 如果对方没有做出关怀行为，自己不能以取消关怀对方的行为作为制裁。同样，双方也不能以自己做出关怀行为来回报对方的关怀行为。

创造的共同经历

夫妻之间的问题不在差异而在共同经历，婚姻是由我到我们的过程，当两个个体结成夫妻，除了要协调分歧、处理冲突之外，还需要创造共同的经验，创造属于两个人共同的时间和活动。因此，为了增进夫妻感情，两个人需要创造一些共同参加的活动。

有一对夫妻都已退休，两个人兴趣爱好不同：妻子性格外向，喜欢跳广场舞和爬山；而丈夫性格内向、安静，喜欢宅在家里，对着电脑下象棋。让丈夫陪妻子去爬山或跳广场舞，或者让妻子陪丈夫下象棋，对两个人而言都不是愉快的经历，也无法坚持下去。培养夫妻感情的办法不是爬山或下棋，而是爬山和下棋之外的其他活动，夫妻二人可以一起找找，看看有哪些活动是二人都愿意去尝试的，如果这些活动让大家都感兴趣或喜欢，就可以坚持下去。

夫妻之间的共同经历或活动应当是可以经常进行的，如果是退休夫妻可以每日一次，如果是上班的夫妻可以每周一次，当然也可以策划一些每月一次、每个季度一次甚至是每年一次的活动，不过这种时间很长才有一次的活动一般都耗时耗钱比较多。

这里我们就介绍一些每日或每周都能做的共同经历或活动。选择这样的活动有三个标准：① 二人愿意尝试或者喜欢去做；② 耗费时间少，每日活动在 30 分钟以内，每周活动在 2 小时以内；③ 不花钱或少花钱，在家庭承受能力范围内。

心理咨询师拿出一张纸，要求夫妻双方轮流写下他们自己认为可以进行的活动，可以让丈夫（或妻子）先写一个活动，然后把纸笔交给妻子（或丈夫）写第二个活动，写完后把纸笔交回丈夫，让丈夫继续写第三个活动，依此类推，夫妻轮流写下各自认为可以考虑进行的活动。夫妻共同写下的活动不能低于 20 项，如果一方实在想不出来了，另一方还有思路可以继续写下去。

下面有些活动可以供夫妻参考，用以启发思路：散步、看电影或演出、在餐厅共进晚餐、近郊一日游、打乒乓球、打保龄球、唱卡拉 OK、游公园、看体育比赛、露营、商场购物、做家务、学家政课程、参观博物馆、听音乐会、野餐烧烤、请朋友来家吃饭、室外聊天、到亲戚朋友家聚会、整理老照片、一起读书、重新布置房间。

在夫妻双方撰写活动清单的过程中，配偶不能对对方的活动发表意见，只有在活动清单完成并进入讨论阶段后才能发表意见。在夫妻双方完成活动清单后，心理咨询师逐项征求夫妻的意见，让夫妻双方用"愿意""不愿意"或"不确定"来表态，只要夫妻一方对某个活动表示"不愿意"，就划掉此项活动，心理咨询师需要记下夫妻各自对每项活动的意见。当所有"不愿意"的项目去掉后，在保留的项目中，把夫妻都"愿意"的项目找出来，从中选择 1 ~ 2 项安排在本周内尝试。如果没有双方都愿意的项目，夫妻双方可以继续思考更多可能的备选项目，或者对那些"不确定"的项目持开放心态，尝试一下，看自己是否会喜欢。

在夫妻共同活动确定下来后，心理咨询师应当与夫妻协商活动时间和具体方案，分析可能会遇到什么问题等，需要确保这样的活动能够得以实施。

6.5.2 有效处理分歧和冲突的方法

分歧和冲突是夫妻关系中的必然组成部分。回避分歧和冲突并不能维持夫妻关系，反而是造成现代人离婚的重要因素。分歧和冲突是两个人的真情流露，是我们了解彼此的重要机会和窗口，学会分歧和冲突的处理技巧，有助于经营良好的夫妻关系。

冲突越多是不是意味着婚姻越容易破裂？幸福的夫妻是不是很少吵架呢？美国有项研究发现，快乐的夫妻与离婚的夫妻吵架的次数平均起来差不多。不但吵架次数差不多，连吵的内容都是一样——为金钱、子女教养、家务分配、性生活、人际交往、娱乐方式、原生家庭关系而吵架。

冲突并不是问题，选择冲突的解决方式才是。家庭治疗师萨提亚提到夫妻关系中的五种生存姿态（即沟通方式）：指责、讨好、逃避、超理智和一致性。前面四种方式都是不健康的沟通方式，后面的一致性沟通才是健康的方式。如果夫妻双方或一方以不健康的沟通方式来解决夫妻的分歧或冲突，夫妻关系就会恶化。对于一个不具有解决夫妻分歧和冲突能力的人来说，他最希望的就是不要有分歧和冲突，这样家里就可以"太平"。实际上，这样的期望并不现实，冲突和分歧是客观存在的，每对夫妻的分歧和冲突点都差不多，我们需要做的是学会如何面对分歧和冲突。

大家需要明白一个事实：即使我们试图去解决分歧和冲突，但有相当数量的分歧和冲突最终都没有得到解决。约翰·戈特曼博士的研究证实，即使是非常幸福快乐的夫妻，他们的婚姻中还是有 69% 的问题是无解的，只是他们并没有让这些差异成为问题，而是懂得跟这些差异和平共处，把这些差异变成他们生活的调味品。

聆听和澄清问题

在心理咨询中，咨询师和夫妻双方可以协商确定将某个分歧或冲突的问题作为本次咨询会谈的议程。在议程确定后，咨询师邀请夫妻中的一方先讲述问题的情境和发展过程，了解在这个过程中当事人的自动思维、情绪感受和行为反应。待一方叙述完毕后，再由另一方来叙述。

在这个环节有几个注意事项：① 咨询师应当平衡故事的优先讲述权，不能总是由夫妻中的一方先来讲述故事或问题，应当让他们轮流作为问题或故事的讲述者；② 在一方讲述故事（讲述者）的过程中，另一方（聆听者）不能评价、解释澄清、指责讲述者，最好的心态是聆听对方的讲述，试图去理解对方的想法和感受。如果聆听者对讲述者的想法和感受有疑问，可以邀请讲述者澄清；③ 在讲述者叙述问题的发生过程、自身想法和感受的过程中，咨询师应当应用共情式理解的态度，澄清讲述者的真实想法、愿望和感受，协助配偶更好地理解讲述者；④ 在经历多次咨询会谈之后，心理咨询师应当建议由配偶（聆听者）直接通过提问的方式，帮助讲述者澄清自己的想法和感受，在这个过程中，咨询师可以指导聆听者学习澄清和提问的方式，例如，"你的意思是不是……""你的需要是不是"……"我听对了百分之几"等；⑤ 通过相互聆听配偶对问题发生过程的描述，以及配偶的想法和感受，可以增进相互之间的理解，为解决分歧和冲突奠定良好的基础。

解释说明与先听后说

夫妻双方通过相互聆听，以及了解对方的想法、看法和感受，会发现配偶可能对自己的看法存在误解，或者有配偶所不知道的某些方面。这个时候，咨询师可以询问夫妻双方对配偶的想法和感受，看自己有什么需要补充和回应的。通过双方的交流，心理咨询师和夫妻双方对整个问题能够有一个全面的认识（能从夫妻双方的视角而不只是自己的视角）。在这个环节中，夫妻直接交流和沟通，为了避免争吵和使问题得到解决，心理咨询师应当注意以下几点：① 首先要宣布夫妻直接沟通的规则，一旦任何人违反这个规则就立即叫停并指出来，协助并指导其修正表述方式，以保障夫妻沟通能够顺利进行；② 配偶应当避免指责、评价、人身攻击、否定对方的想法和感受，配偶不同意对方的想法的时候，不能说对方是错的，最好说"对于你的……想法，我是这么认为的……"，或者"你这么说……，也许你没有注意到这个事实……"，或者"有这么一个情况可能你不了解……"；③ 配偶发表观点的时候要先听后说，即配偶应当先总结并陈述对方的观点，然后再讲自己的想法、看法、事实或感受等内容。

共同面对与协商解决

当问题和事实得以厘清，双方的想法和感受也被理解和感受，就到了解决问题的时候了。夫妻之间没有对不对，只有爱不爱的问题。如果夫妻能够充分理解相互的看法和感受，愿意照顾对方的看法和感受，很多问题就很容易解决。但这是以平等和相互尊重为前提的，不是以谁对谁错为依据的，也不是以谁的责任该谁来改变为基础的。

尽管夫妻之间可以不同意对方的看法和感受，但我们应该承认对方的看法和感受。只有尊重对方的看法和感受，双方才能一起协商兼顾彼此观点和感受的解决方案。有些时候，即使某些问题暂时没有找到解决方案，但这种尊重的态度也能很好地维护夫妻关系和感情。

6.5.3　增加夫妻情感接受的方法

尽管我们希望夫妻双方的分歧和冲突都可以通过协商得到妥善解决，特别是在心理咨询介入的情况下，但实际上有许多的分歧和冲突由于双方立场等原因暂时无法消除。在这样的情况下，采取接受的方法也是一个次优的选择，正所谓"改变你能改变的，接受你不能改变的"。

接受对方的想法和感受

如果夫妻双方能体验到自己的行为反应给对方带来的伤害，能体验到对方的情绪，就能很好地在情感上接受对方的行为。对于在夫妻分歧或冲突中感到受伤的一方，咨询师需要协助其表达自己的感受和想法，争取让另外一方有感同身受般的体验。

心理咨询师需要指导讲述者（夫妻中的一方）从不同角度重新表述问题。表述的时候，强调自己的体验、感受和想法，在这个过程中不要把问题的责任归咎于配偶，不要对配偶具体怎样的动机做任何假设，目的是争取配偶理解自己的感受和想法，而不是要指责配偶。

讲述者在叙述自己的想法和感受的时候，学习表达自己"软"的感觉而不是"硬"的感觉。"软"暗示自己处于弱势，表达受伤、恐惧和失望的感觉，以及怀疑、不定、不安全的想法；"硬"则暗示自己占据着强者的位置，多数表达的是气愤、憎恨，认为自己的固执和控制都是应当的，表达了对配偶的指责与支配。"软"的表达能使夫妻更容易体验到受挫情感，因此产生同情的作用，能促进夫妻之间的接近。

一位孩子的母亲正在公司上班，突然孩子的班主任打电话来说："学校放学了，你家孩子没有人接。"这位母亲听完之后感到非常尴尬和内疚，于是马上打电话给老公，让老公去接孩子。打通老公的电话后，她非常愤怒，指责老公没有去接孩子，因为她早上上班离家的时候已经告诉老公下午放学后让其去接孩子，然后就是一顿数落。老公就解释说自己在家工作，正好接到领导的电话，一个电话一打就是一个多小时，自己接电话导致忘了接孩子的时间。但妻子不听解释，两人大吵一架。

通常来说，"软"的感觉是以"我"开始的句子，而"硬"的感觉是以"你"开头的句子。此外，"硬"的感觉往往是"软"的感觉之后所衍生的。上面这位妈妈接到班主任的电话后，她感到尴尬和内疚，就是一种"软"的感觉，而后对丈夫的愤怒就是一种"硬"的感觉。妻子说"当听到班主任老师说孩子没有人接的时候，我感到尴尬和内疚"，这个"我感到尴尬和内疚"就是以"我"开头的句子，它很好地表达了软的感觉；妻子对丈夫说"我离家之前就告诉你要下午接孩子，你怎么说话不算话，真太令人愤怒了"，这就是以"你"开头的句子——你说话不算话，你太令人愤怒了！从这里我们也可以看到，软的感觉在硬的感觉之前，个体表达"软"的感觉就比较不具有攻击性，也能够得到对方的共情。

心理咨询师与夫妻双方讨论问题的时候，应当把焦点放在问题事件的起始阶段甚至是促发因素上，而不是事情的中间阶段和结束阶段。不要从中间开始讨论，当然更不能仅讨论最后的冲突和不可收拾的环节。针对上面这个案例，咨询师就不能把会谈焦点放在夫妻争吵的环节上，应该往前推，推到接到班主任电话的时候，甚至还应该更往前推到早上妻子交代丈夫下午放学接孩子的环节上。

分离问题与人

如果把问题归咎于夫妻一方，会导致一方的抵抗，不利于问题的解决，应当把问题看成夫妻二人之外的问题，是夫妻需要共同面对的问题，这样有利于增加对夫妻双方各自情绪体验的接受程度，也有利于夫妻双方协调解决问题。

对于心理咨询师来说，可以拿一把椅子放在夫妻跟前，对他们说："让我们把问题放在椅子上，讨论它，但是每次谈到对方，就像对方坐在椅子上一样。"这样可以用椅子来外化夫妻共同的问题。另外，当夫妻在家争吵的时候，也可以设置一把椅子，想象心理咨询师就坐在椅子上。

忍耐对方的行为

夫妻双方的有些生活习惯和人格特质不太容易因为对方而改变，如果我们期望配偶变成我们期望的样子，往往会以失望告终。在这个情况下，配偶能够做的事情就是接纳或忍耐对方的行为和性格。心理咨询师可以提出以下建议。

（1）**发现消极行为的积极特点**。如果夫妻能够看到消极行为的积极作用和特点，他们就可能容忍它。任何行为都有两面性，如果当事人能够发现消极行为存在的积极方面，就容易接受这种消极行为。

（2）**消极行为的角色扮演或行为演练**。让夫妻双方互相扮演对方的角色，可以促进对对方行为的接受和共情体验。角色扮演或行为演练对改变来说是一个普通的方法，夫妻实践这些新的行为需要夫妻双方有需要和意愿，单方面要求这样做则是不可以的。

（3）**刻意做消极行为**。心理咨询师可以安排刻意去做让配偶感到烦恼或难以接受的行为，观察配偶的情绪体验和反应。通过这样刻意的行为，可以帮助当事人观察自己的行为对配偶产生的消极影响，这有助于当事人调整自己的行为。

自我关怀

当夫妻不能从配偶身上获得他们所期望的东西时，他们会想办法来满足自己的需求和愿望。夫妻只有在没有配偶的情况下也可能照顾好自己，夫妻关系才能平等和健康长久。对于夫妻的某些心理需求，心理咨询师可以帮助他们找到照顾自己的办法，如需要满足的替换方法。心理咨询师与当事人探讨需要满足的替换方法，替换方法对于当事人来说可能是第二个最好的方法。同样探讨要在一定条件下进行，也就是当配偶不能满足需要时——而不是配偶解脱满足需要责任的一种方式。又例如，面对消极行为时的自顾的方法。面对这种窘境，保护和照顾自我的常见办法包括离开这种环境、从他人那里寻找安慰、坚定地改变这种状态等。

第7章
亲子教育问题

7.1 亲子教育问题的表现与诊断

我们在这里讨论的亲子教育问题，主要是以家长为咨询服务对象的，心理咨询师对亲子教育问题的干预主要通过家长进行，有时也会邀请家长和孩子一起参加咨询会谈，以孩子主体的咨询对象的会谈不包括在这里。

家长教育孩子的过程中会碰到各种各样的问题，如果按照亲子教育内容来区分，大致包括生活习惯问题、学习习惯问题、性格与情绪问题、家庭礼仪问题和亲子关系等内容。

7.1.1 生活习惯问题

家长在教育孩子的过程中，需要培养孩子基本的生活习惯，如劳动习惯、卫生习惯、饮食起居习惯等。家长经常发现，自己告诉孩子很多遍，可他们还是要么做不到，要么就是忘了去做，有时还抗拒去做。例如，对如厕后冲马桶这个生活习惯问题，有的家长就很苦恼。

我家孩子10岁了，上完厕所就走了，基本上每次都忘记冲水。今天儿子尿完后不冲马桶，我提醒后仍然不肯冲水。我问他为什么，他说："我冲水后怕后面来用厕所的人没有水用。"我耐心给他解释，每个人上完厕所后都应该自觉冲水，这是讲卫生的好习惯，是文明的表现。但不管我怎么说，他就是那句话："我冲完水后，后面来用厕所的人就没水用了。"他非常固执，我拿他也没有办法。

7.1.2　学习习惯问题

对于学龄儿童来说，上课认真听讲、课后按时完成作业，这是基本的学习要求。很多家长为了让孩子养成良好的学习习惯而伤透了脑筋，辅导孩子作业和孩子写作业拖拉是家长常碰到的苦恼问题。现在流行一句话："不聊学习就母慈子孝，说起学习就鸡飞狗跳。"有位家长是这么谈论女儿写作业拖拉的问题的。

女儿在小学的时候，写作业就很拖拉，往往要到晚上9点才能完成。我也知道她写作业太磨蹭了，所以一有机会，就盯着她让她抓紧时间写作业。吼也吼过，骂也骂过，连哄带骗的话也说了无数次，但是往往好上不到一个星期又变回原样。当时我和她爸爸也没想出好的解决办法，写作业拖拉这个"顽疾"就这么拖到了小学毕业。

上了初中，我们发现这个问题越来越严重，她经常要写到10点多，有时甚至要到11点，睡觉时都快半夜了。我问她为什么这么慢，她就一脸无辜地拿出作业本，说因为作业多啊。我看看上面也确实密密麻麻地记了好多作业，语数英每门功课平均三四样，加起来有十多样了。但是真的要花这么多时间吗？

期中考试后，学校召开了家长会。我跟女儿同桌的妈妈聊了几句，才知道她女儿每天晚上七八点就能完成作业（女儿的同桌的排名是年级第二）。再看看我女儿的排名（在年级100名之后了），这个差距也太大了。看别人家的孩子，学得又轻松，成绩又好。

7.1.3　性格与情绪问题

　　孩子的性格和情绪问题也是家长经常感到头疼的问题。有些孩子性格内向，不喜欢抛头露面，不喜欢和其他小朋友一起玩，见了长辈也怯生生的；有些孩子冲动、爱发脾气，做什么事都得由着自己的性子来，这样的性格和处理情绪的方式往往不讨人喜欢，容易被同学孤立，不懂得处理自己与同学之间的矛盾，也没有朋友。对于这类孩子的性格和情绪问题，有时家长的处理方式是错误的。

　　上周末，一位亲戚带着孩子来家里做客。我儿子西瓜和小朋友在卧室玩，我和大人们在客厅聊天。突然听到卧室里传出哭声，我赶紧走过去查看，发现亲戚家的孩子正坐在地上哭，而西瓜站在一旁，怀里紧紧抱着玩具，警惕地看着地上的小朋友。

　　我将孩子抱起来，问西瓜怎么回事。西瓜指着亲戚家的孩子大声说："她要抢我的海盗船！""你是哥哥，给妹妹玩一下嘛！"我试着从他手里拿过来。西瓜看见我要拿他的海盗船，就急忙护在怀里，嘴里大喊着："不要！我不要给妹妹玩！"

　　我生气地对他大吼："你这个孩子怎么这么不懂事，给妹妹玩一下怎么了！"这时候亲戚走过来，我为了面子，威胁西瓜，如果再不把玩具交出来，他中午就别吃饭了！西瓜听我这么说，生气地将手里的海盗船"啪"的一声扔到地上，然后躺在地上边哭边打滚。

　　"我不喜欢妈妈了！我讨厌妈妈！"

　　如果不是有亲戚在场，我真想过去揍儿子一顿。

7.1.4　家庭礼仪问题

　　人是一切社会关系的总和。每个人都需要与其他人交往，并建立一定的人际关系，人际关系的好坏影响到人的幸福和快乐。每个家长都希望自己的孩子能够处理好各种人际关系，对于孩子来讲，人际关系可以简单地分为两类——家庭内的人际关系和社会中的人际关系。孩子一出生先面对的就是与父母的关系，以及与其他家庭成员的关系。家长常常因为孩子对待家庭成员不礼貌的问题而苦恼，家长都希望孩子孝敬长辈、尊敬兄姐、爱护弟妹，可往往发现孩子并不会这么做，无论怎么教育也不管用。例如，让很多家长特别头疼的大宝与二宝争宠和相互间的斗争了。

有位家长说，最近几天大宝经常要打妹妹，还总是出其不意，突然就来一下。之前打过妹妹，我们跟她讲"不能打""妹妹很小"之类的话，她也会听一些，可是这两天完全不听。制止之后，我把妹妹抱起来，她还想追着打，面对这样的情况，我也不知道该怎么办。有时我们会很生气地吼她，甚至也打她，跟她讲打人是不对的，对方是会疼的，可是都起不到作用。

还有位家长来信说："我家大宝 11 岁，小宝 3 岁，两个人天天打架，不是大的叫唤，就是小的哭闹。我就想不通了，大的都 11 岁了，怎么就不知道让着点小弟弟呢？天天惹得小宝不停地哭。"

7.1.5 亲子关系问题

家长如何处理与孩子的关系，是家庭教育中一个非常核心的问题。在传统社会里，孩子要尊敬父母、服从父母、孝顺父母，父母是权威的、专制的、说一不二的。但现在孩子在家里成了宝贝，成了"小皇帝""小公主"，不再居于家庭层级的底层，而是爬上顶层。许多年轻家长希望以平等的方式来对待孩子，与孩子沟通协商，试图以理服人，让孩子听从劝诫，结果也不一定就好。

不管怎样对待孩子，家长还是希望孩子能够听从自己的意见或建议，因此，现在家长经常感到苦恼的就是孩子逆反，不听自己的。如果家长采取强制措施，就会招致孩子的强烈反抗，甚至做出一些不可挽回的事情来。

我们会经常看见下面这样的事情的相关报道。

浙江一个14岁的男孩小孟，他喜欢玩手机，对手机有着强烈的依赖。一天晚上，小孟的爸爸看小孟一直玩手机玩了几个小时，就说了小孟几句。小孟气愤不过，突然就转身走进厨房，拿起菜刀朝自己身上砍。他说："不让我玩手机，我就去死。"小孟一连砍了自己六刀，刀刀见骨。

小孟爸爸吓坏了，连忙夺下菜刀，连夜送孩子去医院。值班医生看见小孟这种自残行为，既心疼又不解，幸运的是，经过医生的全力救治，小孟脱离了生命危险。

事后，医生感慨地说："一个夜班接了两个想不开的孩子，一个孩子（小孟）14岁了，被父母骂两句后拿菜刀在左腕留下六刀深深的伤口，幸好没有伤及动脉；另一个10岁了，姑姑不让他玩手机，直接从六楼跳下，极力抢救后还是没有能够抢救回来，真令人痛心！"医生最后呼吁说："孩子的心理健康绝不能只是说说而已！"

"孩子说也不行，不说也不行，我总不能让孩子一直骑在自己的头上吧？"一位家长有这样的感受。

一位妈妈告诉昭良心理深圳中心的咨询师说，前天下午儿子打电话给她，说想要去溜冰，妈妈心想："这孩子又不听话，一点都不让着妹妹，不替妈妈着想。"她便回应儿子说要等妹妹下课才能去。儿子不同意，一定要马上去，而且在电话中态度强硬。妈妈就开始担心孩子当众吵闹很丢人，大家会认为自己没有把孩子教育好。妈妈忽然觉得"好怕"，就躲了起来，不想让孩子找到自己。结果儿子找来了，并且发现了妈妈。妈妈感到紧张，怕孩子吵起来，甚至当众打起来，结果儿子还算平静，什么也没发生。

过了二十多分钟，儿子提出要玩游戏，妈妈心想："这孩子怎么这么多事，在这个时候提出这种要求。"便回应"不行"。儿子命令妈妈必须让他玩，但妈妈认为："我是母亲，你是儿子，凭什么命令我，我肯定不能听你的。"便加重语气说"不行"。

儿子也态度强硬地坚持自己的主张，开始推搡妈妈。妈妈情绪失控，真的感受到了自己心底的呐喊："哪有小孩这么不听话的，还对妈妈这个样子，我一定要维护自己做母亲的尊严，把你压下去！"母子二人就打了起来，持续了二十多分钟，最后以母亲让步而告终。

上面我们按照亲子教育问题的内容角度进行分类，将其分为生活习惯问题、学习习惯问题、性格与情绪问题、家庭礼仪问题和亲子关系问题五个类型。如果按照这些问题性质或成因进行分类的话，其实就只有两个类别：孩子自身的问题和亲子关系问题。

孩子的生活习惯、学习习惯、情绪管理、性格培养和礼仪礼貌从本质上都是通过家长的示范、指导和培养，让孩子形成我们所期望的行为方式和习惯，并在适当的时候做出适当的反应。从心理咨询的角度说，这是孩子自身的问题，心理咨询师和家长需要做的就是提供相应的指导和训练，应用行为矫正技术来处理。

亲子关系问题是源于家长并经由家长与孩子的互动而出现的问题类别，涉及家长如何对待孩子。在家长教育孩子的过程中，家长教育孩子的方式会影响亲子教育的效果，家长教育孩子的效果又反过来影响亲子关系。例如，一位家长是这么讲述其如何辅导孩子写作业的。

我同孩子做听写，他有几个字总是错，例如，"添"字的下面错写成"水"，"旁"字的下面错写成"力"等，我觉得他总是写错字是因为态度不认真，便感到非常生气，就顺手打了他。事后回想这件事，实际上我是不愿意打他的，我也感到自责和后悔，又担心给孩子留下阴影，就主动和他说话，试图缓解对他的伤害。

在这个案例中，家长辅导孩子学习，觉得孩子不认真，希望孩子认真一些，这是孩子学习习惯的问题。但在辅导孩子学习的过程中，她动手打了孩子。事后她发现，自己责打孩子会对孩子造成伤害，于是又去找孩子说话，实际上她是希望修复自己与孩子的关系，希望孩子不要因为自己的责打而疏远与自己的关系和感情。

7.2 亲子教育问题的 CBT 解释

家长应该培养孩子良好的行为习惯，如培养孩子良好的学习习惯、生活习惯、人际交往的礼仪礼貌以及冲动情绪的控制等。为什么家长"该说的也说了、该打也打了"，有些孩子还是没有改进，家长怎么做都不管用呢？

7.2.1 儿童行为的后果错位

行为主义理论以"行为"为中心，围绕行为存在两个因素：引发行为产生的情境（或刺激）和行为出现之后的后果，行为和这两个因素构成了行为主义理论模型："情境（刺激）—行为—后果"模型。在这个模型里，情境（或刺激）是行为得以产生的原因（或者背景），在这个情境中个体出现了某种行为或者其他行为，但不同的行为有着不同的后果。不同行为的后果决定了在未来同样的情境中，什么样的行为更可能发生、什么样的行为更不可能发生。

我们以孩子冲马桶为例：① 孩子冲马桶这个行为发生在孩子大小便之后这个情境中，在其他情境（如在卧室或客厅）中不会产生这样的行为；② 在这个情境中，孩子可能按照父母的要求冲马桶，也可能没有冲马桶就转身离开了；③ 这两种行为有着不同的后果。假如后果是这样的：没有冲马桶，偶尔被父母唠叨几句，最后父母把马桶冲了；如果自己冲马桶了，结果自己弯腰了，付出努力和辛苦了。在这两个结果中，孩子会选择哪种行为呢？这就不好说了，有的孩子受不了家长的唠叨，相比之下亲自冲马桶辛苦一点没什么，如果孩子是这样想的话，孩子就逐渐记住要自己冲马桶了；相反，要是孩子觉得家长唠叨不算什么的话，就会继续忘记冲马桶。行为主义认为，行为的后果决定行为，并决定行为未来发生的可能性。

从冲马桶这个案例中我们就可以发现，如果家长希望孩子改变一种坏习惯（不冲马桶），就需要让孩子从行为后果中受到教训，让他认识到做出不好的行为要承受更为糟糕的结果。如果家长唠叨孩子之后孩子还是没有改变，继续不冲马桶的话，家长可以增加不冲马桶的代价。比较常见的做法是：既然家长唠叨并没有让孩子采取冲马桶的行动，那么家长就停止唠叨；既然孩子觉得冲马桶比唠叨更糟糕，那就让他必须冲马桶时，而且还要惩罚性地重复数遍冲马桶的行为。具体操作要求如下：当孩子忘记冲马桶时，一旦被家长发现，就要立即把孩子叫过来，无论他当前正在做什么，都要立即把马桶冲了，另外还要额外施加 5 ~ 10 次冲马桶的"过度练习"。每次冲马桶的练习程序是这样的：孩子需要从解大小便开始练习，先脱去裤子，做出解大小便的动作，然后穿上裤子，最后做出冲马桶的动作。

写作业拖拉与没有冲马桶的问题类似。对许多孩子来讲，写作业是辛苦的，要比冲马桶辛苦多了，与之相比，家长的絮絮叨叨是可以忍受的。俗话说"两害相权取其轻"，因此孩子会选择忍受家长的絮叨而继续拖拖拉拉。其实写作业拖拉的后果还不仅限于此，有的家长看到孩子学校作业完成得比较早，想让孩子多学一些，就给孩子安排更多的作业，如果作业拖拉没有时间就不再安排了，这就等于惩罚孩子早完成作业了。此外，如果孩子将作业拖到睡觉时还没有做完，家长可能会替孩子完成作业等，结果就是作业拖到最后也未被真正完成。

早完成作业没有什么好处，还有更多作业等着他；作业拖拉还有好处，可以省掉作业。如此一来，如果你是孩子，你会作何选择呢？可见，行为后果的错位是不能养成良好习惯的重要原因。实际上，如果家长应用奖励措施，奖励孩子早完成作业的话，作业拖拉的行为也就改变了。

例如，一旦孩子完成作业就可以休息，越早完成作业就可以有越多的休息时间；另外，如果完成作业晚也必须写完，家长不能替写作业，这样就会影响睡眠，次日起来就睡不够，这对他来讲就是惩罚；或者家长要求按时睡觉不用完成作业，这样孩子就只能带着未完成的作业到校，会受到老师的批评。孩子看到完成作业的好处和拖拉的坏处，自然也就更容易养成早完成作业的习惯。

从上面的讨论，我们就知道了当孩子出现问题行为的时候没有受到惩罚（虽然家长认为惩罚了，但孩子不觉得）甚至被纵容，当孩子表现良好的时候没有得到奖励（虽然家长觉得自己是在奖励，但孩子不认为），就出现了行为后果与我们的期望的行为错位。如果孩子出现问题行为时家长予以惩罚，孩子表现良好行为时家长予以奖励，孩子良好的行为习惯也就容易养成了。

7.2.2 儿童的成熟水平

许多在家长看来是问题的孩子行为，实际上是孩子成长过程中的正常现象，而并非问题，只不过没有达到家长的期望而已。孩子由于其年龄特征或发展水平的限制，他们没有成年人的心智，有时无法做出成年人所期望的行为来。

前面我们介绍了行为主义的"情境—行为—后果"模型，这个模型强调个体的行为是自由选择的，个体有做出各种行为的能力。实际上，对于发育中的儿童来说，这种假设是不成立的，由于心智水平的限制，孩子是不可能做出某些家长所期望的行为的，因此我们把行为主义的这个模型增加"成熟"因素，总结成为儿童习惯养成模型（见图7-1）。

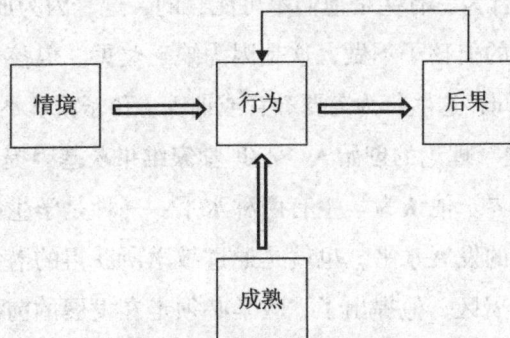

图 7-1　儿童习惯养成模型

家长眼中孩子存在的许多问题都可以归因于成熟水平，也就是说，孩子年龄还小，无法达到家长所期望的水平。例如，家长经常抱怨孩子写作业不专心，实际上孩子集中注意力的时间受到年龄限制，无法长时间集中注意力写作业。心理学研究发现，5 ~ 6岁时，儿童注意力的集中时间为10 ~ 15分钟；7 ~ 10岁时，儿童注意力的集中时间为15 ~ 20分钟；10 ~ 12岁时，注意力的集中时间为25 ~ 30分钟；12岁以上，一般能超过30分钟。从这个角度看，孩子走神就是一个正常现象了。

还有家长抱怨孩子发脾气、大宝二宝打架、玩手机和写错别字等行为表现，这些问题都和孩子的成熟水平有关。例如，发脾气这个问题，青春期以前的孩子情绪直接且外露，高兴就笑，不高兴就哭，还不具有控制情绪的能力。到青春期以后，随着年龄增长，孩子逐渐能控制自己的情绪，学会隐藏自己的情绪，不高兴的时候也能强颜欢笑。也就是说，孩子大一些就能够逐渐控制自己的情绪了。

我们前面说家长对孩子行为后果的操作可以影响孩子的行为，但如果孩子不具有表现家长所期望的能力，无论家长怎样奖惩也不会有用。就像家长对一个每次考试成绩都倒数的孩子说，如果期末能够考前三名，就奖励他去上海迪士尼玩，这样的奖励不会有用，因为孩子在短时间内不可能从倒数进步到前三名。

7.2.3 缺乏足够或适当的教育训练

对于孩子的行为，有些是他们不可能会的，这是因为成熟水平的限制；有些是能够学会的但孩子不做，这是因为缺乏奖惩。但孩子还有不少行为介于会和不会之间，这些行为需要教育或训练，孩子就从不会到会了。

"文化—历史"理论的创始人、心理学家维果茨基因提出"最近发展区理论"而享誉世界。他认为学生有两种水平：一种是学生的现有水平，另一种是学生可能的发展水平，也就是通过教学所获得的潜力，两者之间的差异就是最近发展区。他提出了"教学必须走在发展的前面"的观点，教学应着眼于学生的最近发展区，在孩子"会"和"可能会"之间进行教学和训练，把孩子的"可能会"变成"会"。

维果茨基的理论告诉我们，孩子的问题相当大一部分是可以通过教育和训练加以解决的，孩子之所以表现出问题，究其原因是缺乏足够或适当的教育训练。

我们前面介绍儿童的注意力非常有限，集中注意力的时间短，但可以通过变换注意对象和活动形式的方式帮助孩子保持更长时间的专注。例如，在游戏活动形式下，2 至 3 岁的孩子注意力持续时间可以达到 20 分钟，5 至 6 岁孩子可达到 96 分钟。

又例如，我们家长非常头痛的孩子写作业拖拉的问题，除了我们前面讲的原因（奖惩问题、成熟水平），还有一个很重要的原因就是孩子缺乏时间管理技能，他们不会安排学习和休息时间，做不到劳逸结合，而是边学边玩。而大宝二宝打架的一个重要原因就是孩子缺乏处理人际冲突的技能，孩子玩手机就是孩子缺乏抵制诱惑和控制娱乐时间的技能等。

从这里我们可以发现，如果你反复要求孩子做某个行为，但孩子不做，有可能是奖惩不配套的问题；如果奖惩还是不管用，就可能是成熟水平的问题，孩子不会做这样的行为，这个时候你就要考虑是否有必要向孩子提供必要的培训和训练了。

7.2.4　家长的教养方式问题

孩子的问题往往和家长的教养方式相关。从心理学的角度来看，教养方式是由要求和需求两个维度所构成的，所谓要求就是为了把孩子培养成对社会有用的、满足社会需求的人才而对孩子表现出的期望或愿望，所谓需求是孩子为了生存和发展而产生的需要、盼望和渴求等。家长的教养方式就是对孩子要求和需求两个维度的组合。

美国加州心理学家鲍姆林德[1]把家长的教养方式按照要求高低和满足孩子需求高低的组合分成四种类型：专制型、权威型、冷漠型和放任型。所谓专制型就是高要求低反应组合的类型，家长对孩子的要求繁多，却很少做出解释，对孩子的需求、观念不敏感；所谓权威型就是高要求高反应组合的类型，家长对孩子的要求合理适当，执行始终如一，对孩子敏感、接

① 谢弗. 社会性与人格发展（第5版）[M]. 陈会昌，等，译. 北京：人民邮电出版社，2015：395-396.

纳；所谓冷漠型（又称为忽视型）就是低要求低反应组合的类型，家长对孩子的要求少，对孩子的需求也漠不关心，感觉迟钝；所有放任型（又称为溺爱型）就是低要求高反应组合的类型，家长对孩子的要求很少，但对孩子过于纵容、溺爱，给他们过多的自由。

鲍姆林德发现，在权威型教养方式教导下的孩子成长得非常好，他们快乐、有社会责任、乐于与同伴合作；而在专制型教养方式教导下的孩子容易喜怒无常，常常闷闷不乐，做事没有目标，一般不招人喜欢；在放任型教养方式教导下的孩子常常冲动而具有攻击性，表现为专横跋扈、以自我为中心、缺乏自我控制、独立性差、学习成绩糟糕等。

现有研究认为，最不成功的教养方式就是冷漠型了，这是一种极为宽松的、不闻不问的教养方式，这样的父母对孩子不管不顾，孩子没有得到父母的爱，也得不到父母的指导，这样的孩子表现出心理问题、社会问题就很正常了。研究发现，被冷漠教养的孩子，3 岁时就表现出高攻击性和外显的问题行为，进入儿童后期时，喜欢恶作剧，课堂表现差，长大后容易成为充满敌意、自私、桀骜不驯的青少年，缺乏有意义的长远目标等。

7.2.5 家长的人格问题

家长以什么方式对待孩子、亲子关系模式如何，都与家长如何看待自己有关。家长对孩子有什么样的要求和对孩子的需求做什么样的反应，都与家长如何看待自己和看待他人相关。

贝克认知疗法认为，个体的核心信念是有关自我、他人和世界的一般性、概括性观念。一个人格不健康的个体往往具有负性的核心信念，他们对自我、他人和世界持负面看法。家长教育孩子，并把孩子抚养成人，这个过程中家长的教养方式和亲子关系模式，涉及家长自身关于自我和他人的核心信念。

一个认为"自己是无能的，他人也是无能的"家长，在教育孩子的时候就容易采取专制型教养方式，对孩子期望太高，但又拒绝满足孩子的需求，甚至漠视孩子的愿望和感受，这样的亲子关系就是敌对的、逆反的、高压的；一个认为"自己是无能的，他人是全能的"家长，在教育孩子的时候就容易采取为了孩子不断付出的教养方式，充分满足孩子的需求，他知道自己的未来需要依靠孩子，所以穷尽一切去成全孩子；那些认为"自己是无能的，他人是全能的"家长，也有可能采取对孩子不管不问的教养方式，这种家长觉得只要给孩子吃饭穿衣，他们就能自然长大成人，漠视孩子的需求和愿望，因为他们觉得"自己无能"，管好自己都不容易，哪有精力和时间操心别人（孩子）的事呢？

前面我们提到过一位妈妈因为儿子要溜冰以及溜冰之前要玩游戏而发生冲突的案例。在这个案例中就充分体现了妈妈的核心信念，她认为自己是无能的，但他人是全能的（这里具体指儿子）。因为有这样的信念，她对儿子的期望和要求高，儿子要求溜冰的时候，她责怪儿子"一点都不让着妹妹，不替妈妈着想"；儿子提出并坚持要玩游戏，妈妈理解为这是儿子在"命令"她同意，她想："我是母亲，你是儿子，凭什么命令我，我肯定不能听你的。"在这位母亲的心里，儿子是强势的，自己是弱势的，不如儿子。其实我们大家知道这不是事实，只是这位母亲的核心信念的反应而已。

7.3 亲子教育问题的治疗原理

亲子教育问题的心理咨询辅导涉及两个理论：其一，行为矫正原理；其二，贝克认知疗法的理论。

7.3.1 行为矫正技术

从行为主义观点来看，亲子教育问题都可以看成行为改变的问题。基于行为主义思想提出的、以行为改变为核心的理论和技术方法，被称作行为矫正。行为矫正以行为为核心，通过改变影响行为的前因（情境或刺激）和后果（强化或惩罚）的方式来改变行为（见图7-1）。从行为矫正的角度看，所谓行为的改变可以被细分为两类情形：良好行为的建立和问题行为的消除。行为矫正的目的就是通过改变行为的后果和情境的方式，促成良好行为习惯的养成或问题行为习惯的消除。

对于孩子写作业拖拉的问题，从行为矫正的观点来看，就是写作业时间太长或者完成作业时间太晚，心理咨询师需要帮助家长辅导孩子，缩短孩子完成作业的时间，或者使其在更早的时间完成作业。

（1）**为了实现这个目标，我们可以先应用奖励和必要的惩罚措施。**当学生表现出我们所期望的行为的时候，也就是写作业的时间缩短或完成作业的时间更早些，就可以应用奖励措施予以强化；当学生表现出我们不期望的行为（即完成作业太晚或者写作业的时间太长）时，就可以考虑应用惩罚措施。通过强化期望行为和惩罚不期望行为的方式，就改变了孩子写作业拖拉的动机，使得他们更愿意及早完成作业或缩短写作业的时间。

（2）**行为的情境也是一个需要考虑的因素。**有的学生写作业拖拉，原因就是边写作业边玩，如果我们把玩具拿走，孩子在写作业的时候没有玩具，自然就不会产生玩的行为了，这就降低了写作业过程中出现问题行为（玩耍）的可能性了。

（3）**家长可以在孩子写作业的情境中放置一个时钟**，给孩子一个专门的"今日作业清单"的小本子，这些设置可以帮助孩子了解今天有哪些任务、现在时间已经过去多少了，增强学生的紧迫感，有助于孩子及早完成作业。

有些时候，孩子主观上并不愿意拖拉，而是因为缺乏相关的行为技能，造成写作业拖拉。这个时候就需要针对孩子写作业提供一定的训练，帮助孩子掌握相关技能，使得孩子能够缩短写作业的时间，并能够更早完成作业。对于写作业拖拉而言，至少存在两个方面的技能缺陷：第一个是知识技能缺陷，孩子可能因为基础知识差，认为需要完成的作业有难度，甚至自己无法独立完成，因此需要花费的时间就更多；第二个是时间管理技能，学生可能不会安排和使用时间，例如，不会劳逸结合，没有任务意识、时间意识、目标意识等，导致学生写作业的时候不知道自己有哪些作业，在写作业的过程中也没有进度的观念，不知道自己完成了多少、还剩多少，他们把写作业当成过日子，一边写作业一边玩，做多做少都无所谓，反正有做不完的作业。知识技能缺陷不属于心理咨询问题，应当是学科老师的事情，必要的时候可以通过请一对一辅导老师的方式来解决，心理咨询师主要协助解决时间管理技能的学习问题。

简而言之，从行为矫正的角度看，亲子教育问题的咨询目标可以看成是良好行为的建立和问题行为的消除，具体策略就是：① 应用强化或惩罚等改变行为后果的方式，改变个体的行为选择；② 改变情境，创设适合良好行为产生的环境，降低或消除问题行为赖以存在的情境，使得良好行为更容易出现和问题行为无法出现；③ 如果个体是因为缺乏相应行为技能而无法表现出良好行为或者消除问题行为，我们就可以进行必要的培训或训练，教会个体相应的行为技能。

7.3.2 贝克认知疗法理论

行为矫正理论和技术是以孩子为对象来看待问题的，通过改变行为相关因素（情境、后果和行为训练）来解决孩子的问题，但亲子教育问题的咨询却是以家长为对象展开的。因此，我们需要回到家长的角度来讨论亲子教育问题，通过家长去解决孩子存在的问题。

贝克认知疗法 T 字模型（见图 7-2）就是从家长的角度看待亲子教育问题。孩子所呈现出来的问题对家长而言就是情境，例如，写作业拖拖拉拉、整天玩手机、大小便后没有冲马桶、写错别字、乱发脾气等。面对这些情境，家长如何想（自动思维）和如何做（行为反应）很关键。如果家长能够客观看待，并采取正确措施，孩子的问题就能得到解决；相反，如果家长存在认知歪曲，并采取错误的措施，问题就可能继续存在甚至恶化。

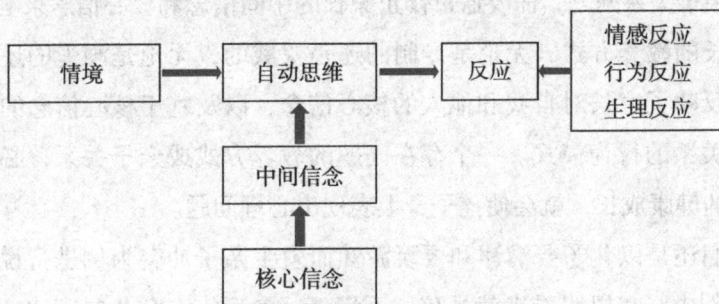

图 7-2 贝克认知疗法 T 字模型

我们还是以写作业拖拉为例加以说明。当家长发现孩子写作业慢慢悠悠（情境），可能就会认为"孩子写作业不专心、态度不认真"（自动思维），于是感到生气（情感反应），便絮絮叨叨地数落孩子几句（行为反应）。家长这样做的结果很可能就是，孩子暂时集中精力写作业，过一段时间后又是老样子，孩子的问题并没有得到解决。如果问题没有得到解决，就说明家长的认知和行为有偏差，需要改变。家长的认知是否准确呢？孩子写作业慢慢悠悠是否就是不专心和态度不认真呢？心理咨询师可以应用发散思想技术、控辩方技术来讨论家长的自动思维。家长也许会发现，孩子写作业慢是性格所致，孩子做什么事情都慢；家长也许会发现孩子知识基础比较差，遇到问题没有思路；家长也许会发现孩子长时间坐在桌子面前有些疲倦了，脑子转不动了。一旦家长改变对孩子现状的认知，咨询师就可以应用行为改变技术的相关知识，辅导家长调整对待孩子的问题的措施。如果孩子动作慢是性格所致，家长更需要的是接纳；如果孩子是基础差，最有效的办法是进行相关知识辅导；如果孩子是疲倦，最有效的方式是让他休息一会儿再继续写作业。一旦采取有效的措施，孩子的问题就自然能够得到改善。

心理咨询师和家长一起面对亲子教育中孩子方面的问题，通过自动思维阶段的讨论，调整对孩子问题的看法和做法，这些问题基本上都能够得到解决。在解决这些问题的过程中，心理咨询师可以应用行为改变技术帮助家长。

亲子教育问题有相当部分是与家长有关的，通常与家长教养方式和亲子关系有直接关系。这方面的问题与家长的深层认知信念相关，解决教育方式和亲子关系问题，需要通过修正家长的中间信念和核心信念来实现。

家长的教养方式，无论是专制的还是权威的，无论是溺爱的还是忽视的，都反映了家长对自我和他人的核心信念，以及基于核心信念的处理亲子之间关系的行为模式。一个存在问题的教养方式或亲子关系，必定会影响孩子的健康成长，就会使孩子身上表现出心理问题。

我们还是以儿子要溜冰和要玩游戏而发生亲子冲突为例进行说明。在这个案例中，在妈妈看来就是孩子不懂事、贪玩，一会儿要溜冰，一会儿要玩游戏。但在这些问题的背后却是亲子关系问题，妈妈觉得儿子比自己强势，命令自己必须同意他的要求，作为母亲必须与孩子的强势做斗争。从这里我们就可以发现，妈妈的核心信念"我是无能的，他人是全能的"，具体到与儿子的关系中，这个"他人"就是儿子，因此她会认为"自己是弱势的，儿子是强势的"。她为了遮掩这样的信念，就发展出有关亲子教育和亲子关系的中间信念："孩子不听话是非常糟糕的"（态度），"如果我压制孩子，就会没事儿；如果让着孩子，后果不堪设想"（假设），"我要与孩子斗争，战胜孩子"（规则）。

当这位妈妈带着与儿子争输赢的心态去解决问题时，不仅与儿子的亲子关系不可能好转，而且孩子的问题也不可能得到解决。要解决亲子关系问题和教养方式问题，就需要修正亲子关系背后的中间信念。一旦中间信念得到修正，亲子关系和教养方式也就得到改善，孩子自身的问题和亲子关系问题也都会得到改善或解决。

经过中间信念阶段的咨询，当这位母亲的信念调整为类似这样的时候，亲子关系就会变好，孩子的问题也会少得多："孩子不听话也挺正常的，特别是年龄大的孩子"（态度），"如果在严格要求的情况下，给予孩子必要的尊重，就能让孩子更合作"（假设），"我可以倾听孩子的想法，必要时也要坚持原则"（规则）。

在中间信念得到处理的情况下，如果家长愿意处理核心信念的问题，就会让自己心理更健康，就能更好地处理各种人际关系，包括夫妻关系、职场关系，以及有关工作和家庭生活方面的问题。处理核心信念能够让自己具有健康人格，也就能够维持长期的心理健康。

7.4 亲子教育问题的咨询方案

7.4.1 亲子教育问题的咨询目标

亲子教育问题通常包括两个层次的问题：第一个层次是孩子自身存在的问题，如生活习惯、学习习惯、性格问题等；第二个层次是亲子关系方面的问题，就是家长教育孩子的方式方法问题、亲子关系是否和谐的问题。家长前来咨询，往往是因为孩子存在问题而来，但经过咨询会谈我们就会发现，通常在孩子问题的背后隐藏着家长教养方式和亲子关系方面的问题。

因此，亲子教育问题的咨询目标，既涉及孩子自身问题的解决，也会涉及家长调整教养方式和亲子关系方面的内容。家长前来咨询孩子问题的具体内容有所不同，正如我们前面提到的有生活习惯问题、学习习惯问题、性格与情绪问题、家庭礼仪问题等，但从整体上说，亲子教育问题大致包括如下这些咨询目标，咨询师可以根据具体情况对这些目标进行具体化的描述，或者从中选择部分内容作为具体的咨询目标。

- 理解孩子的心理特点和年龄特征，能够根据孩子的发展水平提出其可实现的期望或目标，避免对孩子要求过高或期望过大。
- 学习通过强化方式培养孩子的良好习惯，通过惩罚或消退等方式减少孩子的问题行为。
- 学习通过情境设置为孩子的行为改变创造条件。
- 掌握孩子的行为技能辅导方法，帮助孩子掌握必要的行为技能以应对当前困境。
- 改善亲子沟通方式，家长既需要学习倾听与共情，表达对孩子的理解，也能与孩子通过沟通协商达成一致，并能在有必要的时候坚持。
- 改进家长教养方式，把对孩子的教养建立在肯定的基础上，关注孩子问题的解决方案而不是批评指责，教育孩子既要有家长的权威也要有必要的民主，家长对孩子的要求应当是"有限制的选择"等。
- 理顺并改善亲子关系，亲子关系不是朋友关系，也不是君臣关系，当然更不是主仆关系。家长要有家长的权威，孩子应当服从家长，并接受家长的监护和教育，但家长在教育孩子的时候、与孩子相处的时候应尽量民主和平等，做孩子的朋友。
- 修正家长的深层信念，调整家长对亲子教育和亲子关系的认知信念，使之能够有助于更好地改善亲子关系和解决孩子存在的各种问题。

7.4.2 亲子教育问题的咨询计划

家长因为孩子的问题前来寻求帮助，孩子的问题往往与家长的教养方式和亲子关系直接相关，因此在亲子教育问题的咨询过程中，既要解决孩子自身的问题，也要帮助家长调整教养方式和亲子关系。家长教养方式和亲子关系的调整往往可以在解决孩子自身问题的过程中结合进行，心理咨询师一方面帮助家长解决孩子的问题，一方面协助家长调整教养方式和亲子关系。

下面的咨询计划就是按照亲子关系问题与孩子自身问题结合进行的思路来设计的，亲子教育问题的咨询计划以小节（每小节包含 2 ~ 4 次会谈）为单位进行规划。

第 1 小节：评估会谈和心理教育

心理咨询师通过与家长会谈，了解孩子存在哪些问题，家长的教养方式和亲子关系等存在哪些问题，对亲子教育问题做出评估，然后对家长进行心理教育，了解亲子关系问题的原因和解决方案，并确定咨询目标和咨询计划。

心理评估：心理咨询师通过会谈了解孩子存在哪些问题、家长对这些问题的看法和做法、家长的教养方式和亲子关系，以及夫妻关系和家庭成员（包括爷爷奶奶、姥姥姥爷）之间的关系等。如果有必要，心理咨询师也可以直接和孩子会谈，了解孩子对这些问题的看法。通过会谈，心理咨询师明确孩子自身存在哪些问题，家长教养方式和亲子关系对这些问题的作用或影响，夫妻关系或家庭成员关系对孩子问题的影响等。

心理教育：心理咨询师需要应用行为矫正原理和贝克认知疗法的理论向家长介绍亲子教育问题的原因，以及解决亲子教育问题的原理和方法，与家长确定咨询目标和咨询计划。在这里特别强调一下，心理咨询师与家长讨论亲子教育问题的时候，不能把孩子的问题归咎于家长，导致家长内疚或愤怒，这样的情绪不利于亲子教育问题的解决。心理咨询师需要让家长认识到，她（或他）可以通过策略方法或教育方式的调整来解决孩子的问题，增强家长解决问题的希望和信心。

第 2 小节与第 3 小节：亲子沟通与问题解决

进入咨询性会谈阶段后，心理咨询师和家长协商亲子教育问题的解决顺序，然后让家长针对需要解决的问题与孩子进行沟通，并应用行为矫正技术来解决孩子的问题。

亲子沟通：家长教育孩子通常使用命令要求或者说教方式，要求孩子按照自己的期望行事，往往是说得多听得少。要解决孩子的问题，家长先要调整的就是学习倾听，也就是多听孩子说，愿意站在孩子的立场思考和感受，只有这样才能与孩子心连心，达成共同解决孩子问题的联盟或团队。对于这部分内容，心理咨询师可以和家长在咨询室进行角色扮演，练习就某些具体话题与孩子交流的方式和技能。

问题解决：对于孩子存在的众多问题，家长应该明白问题需要一个一个地解决，不能同时关注多个问题或者问题的多个方面，这是因为孩子的注意力有限，他们不可能同时做好所有事情。在确定孩子的某个问题之后，心理咨询师需要安排家长在对孩子的问题进行功能分析、干预之前做好基线测评，然后通过行为改变技术来处理孩子的问题。在此过程中，心理咨询师要指导家长根据实施情况做出必要的调整。

第 4 小节与第 5 小节：教养方式与亲子关系

心理咨询师在协助家长解决孩子问题的基础上，就可以进入中间信念阶段讨论家长的教养方式和亲子关系问题了。家长只有改变自己存在问题的教养方式和亲子关系，孩子才能健康成长，减少心理或行为问题的发生。

教养方式：教养方式的背后隐藏着一套认知观念，例如，"棍棒出孝子""树大自然直"等。这些观念是否有效，需要看效果，看看孩子因为这样的教育方式变得更好还是更差。

亲子关系：亲子关系和教养方式就像一个铜板的两个面一样，它们都是家长对孩子中间信念的具体表现。持有"棍棒出孝子"观念的家长往往强调家长的权威，自己说一不二，对孩子只有要求，很少响应孩子的需求；而相信"树大自然直"的家长往往会给予孩子更多的爱，他们会尽力满足孩子的需求，却对孩子没有什么要求。心理咨询师通过箭头向下技术帮助家长意识到亲子关系背后的认知信念，让他们看到这样的关系模式和认知信念没有让孩子变得更好，通过行为试验，让家长意识到改变关系模式和认知信念能够让孩子变得更好。

7.5 亲子教育问题的咨询技术

亲子教育问题咨询需要用到认知行为疗法自动思维、中间信念和核心信念阶段的技术，这些技术在本丛书的《认知行为疗法入门》和《认知行为疗法进阶》里有介绍，在这里简单介绍一下行为改变的技术。

7.5.1 差异强化技术

从行为矫正的观点看，如果我们希望禁止孩子的问题行为，可以采取惩罚的办法，也就是说，当孩子做出问题行为之后立刻予以惩罚。例如，家长可能认为孩子撒谎是一个问题行为，当孩子撒谎的时候，就可以对他进行惩罚，有的家长会采取扣除零花钱或者不让看动画片的措施，甚至有的家长会动手揍孩子。又例如，有的家长觉得孩子吃独食不愿意和他人分享这种行为不好，所以每当孩子吃零食不与他人分享的时候，就没收零食予以惩罚。

惩罚的应用有两个需要注意的问题：一是家长惩罚孩子不一定管用，孩子撒谎受到惩罚，孩子吃独食被没收，一种可能的结果是孩子撒谎和吃独食的可能性下降了，但更大的可能性是孩子并没有什么改变，以后依然撒谎和吃独食，家长的惩罚只是暂时制止了当下的行为；二是家长惩罚孩子恶化了亲子关系，这一点是更严重的后果。我们不赞成家长教育孩子时简单粗暴，具体表现就是动辄以惩罚的方式来教育孩子，家长需要知道，受惩罚者是不会对惩罚者有什么好感的。

不仅如此，家长惩罚孩子，只是告诉孩子这样的行为是不对的，但孩子并不知道什么样的行为是对的。孩子知道撒谎不对，那怎样是对的呢？孩子知道吃独食不对，那么怎样做才对呢？家长可能说要诚实、要分享，但因为犯错而诚实的话也是要受到惩罚的，与人分享零食会让自己少吃东西，对孩子来说这也是惩罚。

现代家庭教育已经把惩罚作为一种手段，我们应当把孩子问题行为的处理与相应良好行为习惯的养成结合起来考虑，应用差异强化技术就是最好的选择。

差异强化技术是把良好行为建立与问题行为消除结合起来的一种技术。当个体表现良好行为的时候予以强化，当个体表现问题行为的时候予以忽略，也就是说，个体表现不同的行为有着不同的结果，其中的一种行为得到强化，因此把这种技术称为差异强化技术。

我们还是以前面撒谎和吃独食为例说明差异强化技术。当孩子犯错的时候，他有两种行为选择，一是说实话，二是说谎话。当孩子说谎话的时候，家长忽略它，不用惩罚它，家长知道孩子说谎直接挑明即可，如果孩子选择说实话，家长可以给予鼓励，例如，称赞孩子"诚实"，或者减免应当接受的处罚等，如此一来，孩子就更愿意说实话了。另外，当孩子有零食可吃的时候，他也有两种行为选择，一是和在场的人分享食物，二是自己吃独食。当孩子吃独食的时候，家长忽略它，不用搭理它；当孩子把食物与他人分享的时候，家长就可以称赞孩子，并给予更多零食作为奖励。如此一来，孩子就更愿意与人分享食物了。

差异强化克服了惩罚的缺点：① 家长取消惩罚而使用强化（表扬、奖励等手段），改善了亲子关系，因为谁都喜欢肯定自己的人，讨厌惩罚自己的人；② 它为孩子指出了具体情境中孩子应当采取的行为，一旦孩子做出这样的行为就可以被肯定。需要说明的是，虽然家长可以对孩子应该怎么做进行言语指示，但这样的指示远不如孩子做出这样的行为被实际强化更有说服力。

差异强化技术有两个关键点：① 家长需要明确与孩子问题行为相反的、家长期望的行为是什么，例如，撒谎的反面是诚实，吃独食的反面是分享，只有明确了家长期望的行为才可能对此进行强化；② 要选择孩子感兴趣的强化物，即家长用什么东西去奖励孩子才会动心。一旦这两个关键点明确了就可以具体实施了：当孩子表现出期望行为的时候，就予以强化；当孩子表现问题行为或其他行为的时候，就自动忽略。

7.5.2　代币系统技术

当我们对孩子的行为进行奖励和惩罚时，行为矫正理论认为奖惩越及时越好，最好就是孩子做出某个行为的时候马上予以奖励或惩罚。有些时候做出某个行为需要事后才能兑现，但如果事后兑现又会影响奖惩的效果。例如，家长制定一个规则，当孩子认真写作业 15 分钟，就可以看 5 分钟动画片。在这里，家长不可能安排孩子写作业 15 分钟后马上就去看动画片，这样会影响孩子完成当下的作业，这些奖励只能等孩子完成作业之后再兑现。但完成作业之后再看动画片，就不如马上看动画片的激励效果明显。

为了克服时间延迟带来的效果衰减，行为矫正专家想出一个办法：当孩子认真写了 15 分钟作业，就可以获得一个凭证（卡片或者其他物品），孩子完成作业之后，就可以凭借手中的凭证向家长要求兑现看动画片的奖励。孩子每做 15 分钟作业就立即获得一个凭证，这解决了奖励的时效性问题，孩子认真做作业的时间越多，他获得的凭证就越多，事后，他可以凭借手中的凭证按照事前的约定兑换他喜欢的动画片，手中凭证越多，可以兑换的看动画片的时间就越长。

家长给孩子的这个凭证类似于货币，我们劳动之后获得货币，需要的时候就可以用手中的货币去兑换所需要的东西或服务，因此，我们把家长给孩子的这个凭证称为"代币"。

如果家长需要对孩子的多个行为进行奖励，只要孩子任意做出一个期望的行为，家长就可以给他一个"代币"，这样孩子就可以有许多机会得到代币，一旦代币增加，孩子希望得到的奖励就不能只是看动画片之类的单一奖励措施，就需要有更多的奖励措施供孩子选择，这样一来就成了"多对多"的代币系统了。

实施代币系统，家长需要为某个期望的行为确定获得代币的数量，并确定每个强化物兑换所需的代币数量，接下来确定代币兑换的时间，最后把这些相关内容做成书面协议或方案。一旦这些文本完成，就可以执行代币系统了（见图 7-3）。

假如家长需要鼓励孩子诚实、与人分享食物、专心写作业、玩手机不超时等四种行为，为孩子确定了如下代币获得标准：主动承认错误 10 个代币，与人分享食物 5 个代币，专心写作业 20 分钟 2 个代币，每次玩手机时间不超过 30 分钟 1 个代币。鼓励孩子的强化物及其所需要的代币如下：看动画片 20 分钟需要 1 个代币，外出和小朋友玩 30 分钟 5 个代币，购买绘

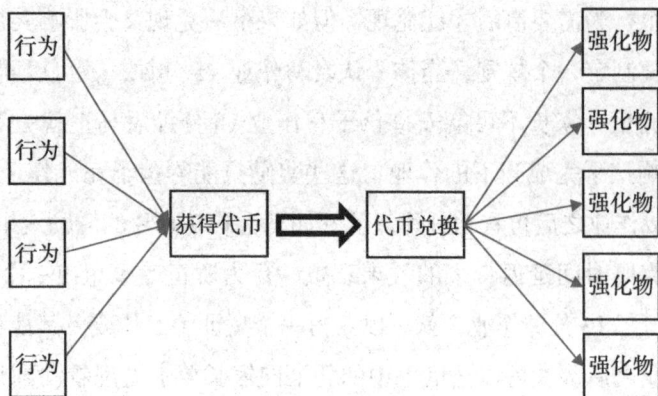

图 7-3　代币系统过程

本读物一本 5 个代币，购买价值 5 元以内的零食 3 个代币。代币兑换时间为每天晚餐后，周末为每日上午早餐后。

在实施过程中，当孩子表现出所期望的行为，家长应及时发放代币，孩子把代币保存起来，到了兑换时间孩子可以把代币拿出来兑换自己所需要的活动或物品，一旦兑换完成，家长收回代币。如果孩子有代币没有兑换，可以继续保存，未来再行兑换。

7.5.3　行为技能训练法

前面介绍的差异强化和代币系统技术都是基于孩子具备相应行为能力，能够表现出我们所期望的行为，如果孩子不具备我们期望的能力，上述方法就不会达到预期目的。许多家长忧虑的问题，如孩子在学校没有朋友、大宝二宝总是争吵打架、孩子任性发脾气、写作业拖拉等，这些问题的实质是孩子不具备解决这些问题的能力，这时就需要我们教授孩子相应的行为技能，对孩子进行必要的训练。

行为技能训练包括三个步骤。

（1）明确行为技能和情境

心理咨询师需要和家长确定孩子的问题行为及其情境，确定孩子需要学习和掌握的良好行为内容。我们以解决大宝二宝争吵为例来说明，心理咨询师和家长需要先确定两个孩子在什么情境下会发生争执。经过家长观察和询问发现，两个人经常因为要玩同一个玩具争吵，也会因二宝干扰大宝的活动而发生争吵等。

对于争玩具，大宝和二宝就是以直接上手抢夺的方式处理；对于二宝干扰大宝的活动，大宝就是直接推开二宝，从而引发冲突。在这些情境中，心理咨询师和家长需要确定每个情境正确的应对方式是什么，把这个正确的行为方式细化为行为技能步骤，然后才可能教授给两个孩子来掌握。

在这两个情境中，由于大宝年龄大一些，家长可以教授大宝在这两种情境中的技能，以消除两个人的争吵和分歧。这里我们仅讨论两个孩子争一个玩具的情形：大宝可以从其他玩具中再取出一个玩具，告诉二宝说，我们有两个玩具（一个是自己手上的玩具，一个是刚取出来的玩具）都要玩，然后建议二宝说，你先玩这个玩具（刚取出来的玩具），然后我们再交换玩具接着玩；说完后，把手上的玩具放在二宝看不到的地方，佯装玩刚取出来的玩具，并教导二宝用这个玩具，待二宝玩这个玩具后自己再玩原来的玩具。如果二宝不同意的话，大宝可以离开现场。

（2）示范与练习

心理咨询师和家长可以通过角色扮演的方式教授孩子相应的技能。教授技能之前心理咨询师和家长应当先示范技能，也就是做给孩子看。在示范过程中，应配合言语指导，也就是边做边说。这类似于老师教授广播体操，先示范一遍广播体操的过程，然后分解每个动作，并对每个动作进行讲解。

大宝解决二宝争夺玩具的行为技能分为如下四个环节：① 拿出二宝可能感兴趣的玩具，并把手里的玩具放在一边；② 对二宝说"我们有两个玩具都要玩，你先玩这个玩具，然后我们再交换玩具接着玩"；③ 佯装玩刚取出来的玩具，并教导二宝如何用这个玩具；④ 如果二宝不同意，起身离开现场。

看完示范和讲解之后，孩子就需要进行练习，这个时候可以进行角色扮演，由心理咨询师或家长扮演二宝，让大宝把刚才学到的技能展示出来。在孩子展示行为技能的过程中，咨询师和家长对孩子做得正确的地方要及时肯定，做得不到位的地方不要批评，只需要告诉他做成什么样子即可，必要的时候心理咨询师和家长还需要再次示范和指导。

（3）应用与巩固

经过反复的示范指导和练习反馈，孩子能够在模拟情境中正确地应用相应的行为技能后，就可以在现实中应用这些行为技能了。在应用技能的过程中，家长可以通过现场观察或者录像的方式了解实际执行的情况，对于现场应用过程中暴露出来的问题进行相应的指导。

在接下来的时间里，孩子继续应用行为技能，直到能够熟练应用为止。

这里需要说明的是，家长对孩子的问题非常不满意，但许多时候家长也并不知道正确的行为技能是什么，就谈不上如何教育和训练孩子了。在这种情况下，心理咨询师或者儿童成长课老师就需要提供培训。另外，在亲子教育问题的咨询中，主要是以家长为对象展开的，心理咨询师主要是指导家长如何通过示范、指导和反馈等方法帮助孩子掌握相应的行为技能。如果家长教授孩子相应的行为技能有困难，心理咨询师直接教授孩子相应的行为技能也是合理的选择。

[1] 科瑞.变态心理学 [M].王建平,等,译.北京:中国轻工业出版社,2016.

[2] 怀特.重性精神疾病的认知行为治疗图解指南 [M].李占江,译.北京:人民卫生出版社,2010.

[3] 赫什菲尔德.强迫症的正念治疗手册 [M].聂晶,译.北京:中国轻工业出版社,2015.

[4] 佩里斯.失眠的认知行为治疗逐次访谈指南 [M].张斌,主译.北京:人民卫生出版社,2012.

[5] 雅各布森.夫妻心理治疗与辅导指南 [M].贾树华,等,译.北京:中国轻工业出版社,2001.

[6] 莱希.抑郁和焦虑障碍的治疗计划与干预方法(第二版)[M].赵丞智,等,译.北京:中国轻工业出版社,2014.

[7] 高鑫.考试焦虑的认知解读 [M].北京:科学出版社,2017.

[8] 郭召良.高考其实很简单 [M].北京:清华大学出版社,2010.

[9] 郭召良.认知行为疗法进阶 [M].北京:人民邮电出版社,2020.

[10] 郭召良.认知行为疗法入门 [M].北京:人民邮电出版社,2020.

[11] 黄维仁.活在爱中的秘诀:亲密关系三堂课 [M].北京:中国轻工业出版社,2017.

[12] 杨,克洛斯科,韦夏.图式治疗:实践指南 [M].崔丽霞,等,译.北京:世界图书出版公司,2010.

[13] 科尼.孩童厌学:治疗师指南 / 父母自助手册 [M].彭勃,译.北京:中国人民大学出版社,2010.

［14］马辛，施慎逊，许毅.精神病学［M］.北京：人民卫生出版社，2014.

［15］科萨.战胜强迫症：治疗师指南／自助手册［M］.孙宏伟，等，译.北京：中国人民大学出版社，2010.

［16］美国精神病医学会.精神障碍诊断与统计手册［M］.张道龙，等，译.北京：北京大学出版社，2014.

［17］王伟.人格障碍的基础与临床（案例版）［M］.北京：人民卫生出版社，2016.

［18］克鲁斯.终结拖延症［M］.陶婧，等，译.北京：机械工业出版社，2017.

［19］贝克.人格障碍的认知行为疗法［M］.王建平，等，译.北京：人民邮电出版社，2018.

［20］佩森提尼.儿童青少年强迫症：治疗师指南／自助手册［M］.王玉龙，等，译.北京：中国人民大学出版社，2010.

［21］戴利.戒除酗酒或嗜药的有效康复策略：治疗师指南／自助手册［M］.裴涛，等，译.北京：中国人民大学出版社，2010.

［22］厄里怀恩.成瘾障碍的心理治疗：物质滥用、酒精依赖和赌博成瘾的临床治疗指南［M］.张珂娃，等，译.北京：中国轻工业出版社，2012.

· 好书推荐 ·

基本信息

书名：《动机心理学》

作者：[美] 爱德华·伯克利（Edward Burkley）

　　　[美] 梅利莎·伯克利（Melissa Burkley）

定价：98.00 元

书号：978-7-115-53002-8

出版社：人民邮电出版社

出版日期：2020 年 3 月

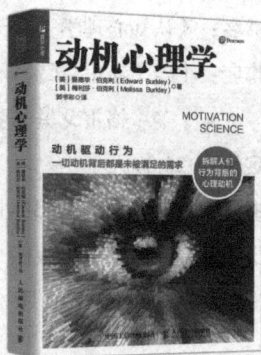

谁适合读这本书

- 看了太多成功学图书，却仍然没有成功的人；
- 明明把瘦一码的牛仔裤挂在穿衣镜旁，每天想象自己穿进去的样子，却仍然减肥不成功的人；
- 制定了严格的复习或写论文的日程安排，却执行不下去的人；
- 存钱与投资计划每日更新，却仍然站在"月光族"圈内出不来的人……

无论你是有以上问题的动力偏差或动力困难者，还是心理学研究者、有完成 KPI 需求的职场人士、有学习目标的学生、永远要激励别人的老师和管理者，你都会需要这本书。

为什么选择这本书

- 动机驱动行为，拆解人们行为背后的心理动机；
- 心理学科普读物，讲解生动有趣，每章开篇都有一个小故事，引入话题讲解；
- 从科学角度分析行为的真正动机，挖掘实现目标的真正方法；
- 拥有科学的数据支撑，39 个图例、27 个表格、45 个量表、96 个专栏讨论以及 2168 种文献；
- 涵盖交叉学科的知识，包括心理学、生物学、认知、情绪、神经科学、潜意识；
- 小技巧、"写一写""试一试"，阅读的同时，做到行动与思考；
- 应用面广，大到教育、健康、商业、体育等方面的发展，小到自我成长、考试、减肥与戒烟等。

编辑电话：010-81055646　　读者热线：010-81055656　010-81055657

· 好书推荐 ·

基本信息

书名：《认知心理学》

作者：[美] 布里奇特·罗宾逊 – 瑞格勒（Bridget Robinson–Riegler）

　　　[美] 格雷戈里·罗宾逊 – 瑞格勒（Gregory Robinson–Riegler）

定价：128.00 元

书号：978–7–115–54158–1

出版社：人民邮电出版社

出版日期：2020 年 10 月

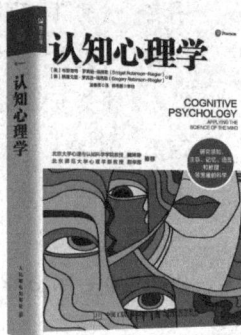

认知研究的是什么

- 为什么考试中我总是觉得一些问题的答案呼之欲出，却又说不出来？
- 为什么我们在地下车库找不到自己的车？
- 为什么大脑会自动补全或修正未说完或说错的话？
- 目击者记忆是如何被重塑的？
- 口误是怎么产生的？
- 哪些心理过程让你决定起床去上课？
- AI 是如何思考的？

对于"思维"是如何进行的，以及该如何加以改善，一般人知之甚少。不过，对我们每天都在进行的思维过程，成千上万的"认知心理学家"已经进行了数不清的研究，并对思维机制有了极深的了解。在阅读完本书后，你就不会再是"一般人"了。

为什么选择这本书

- 经典心理学著作，了解和认识思维运作过程的百科全书；
- 中国科学院心理健康重点实验室副主任、中国科学院学位委员会委员、中国科学院心理研究所研究员韩布新教授审校；
- 北京大学心理与认知科学学院教授魏坤琳、北京师范大学心理学部教授彭华茂推荐；
- 认知心理学本身跨学科，应用面广，涉及哲学、神经科学、人工智能、语言学、人类学；
- 《认知心理学》整体结构依据思维运作过程；
- 《认知心理学》包含大量趣味实验、现实思考板块，帮助读者更易掌握知识点。

编辑电话：010–81055646　　读者热线：010–81055656　010–81055657